高等院校体育类基础课"十三五"系列教材

顾问◎胡声宇

运动损伤防护与急救

Sports Damage Protect and First Aid

主　编　王广兰　汪学红

副主编　王　勇　陈　建　郑　成　张思卓　徐珊珊

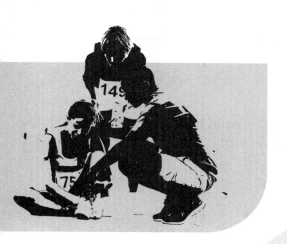

U0370126

华中科技大学出版社
http://www.hustp.com
中国·武汉

图书在版编目(CIP)数据

运动损伤防护与急救/王广兰,汪学红主编.—武汉:华中科技大学出版社,2018.1
(2025.1重印)
ISBN 978-7-5680-2935-3

Ⅰ.①运…　Ⅱ.①王…　②汪…　Ⅲ.①运动性疾病-损伤-预防(卫生)　②运动性疾病-损伤-急救　Ⅳ.①R873

中国版本图书馆 CIP 数据核字(2017)第 126892 号

运动损伤防护与急救
Yundong Sunshang Fanghu Yu Jijiu

王广兰　汪学红　主编

策划编辑:曾　光
责任编辑:赵巧玲
封面设计:孢　子
责任监印:朱　玢
出版发行:华中科技大学出版社(中国·武汉)　　电话:(027)81321913
　　　　　武汉市东湖新技术开发区华工科技园　　邮编:430223
录　　排:华中科技大学惠友文印中心
印　　刷:武汉市洪林印务有限公司
开　　本:787 mm×1092 mm　1/16
印　　张:11.75
字　　数:276 千字
版　　次:2025 年 1 月第 1 版第 15 次印刷
定　　价:36.00 元

本书若有印装质量问题,请向出版社营销中心调换
全国免费服务热线:400-6679-118　竭诚为您服务
版权所有　侵权必究

编 委 名 单

主　编：王广兰　武汉体育学院
　　　　汪学红　武汉体育学院
副主编：王　勇　武汉体育学院
　　　　陈　建　武汉体育学院
　　　　郑　成　武汉体育学院
　　　　张思卓　武汉商学院
　　　　徐珊珊　宁波卫生职业技术学院
编写成员：(排名不分先后)
　　　　王　梅　武汉体育学院
　　　　王红俊　湖北文理学院
　　　　王　玲　武汉体育学院
　　　　李　奕　江汉大学体育学院
　　　　刘馨遥　武汉体育学院
　　　　杨　硕　武汉体育学院
　　　　张　颖　湖北科技学院体育学院
　　　　何宜忠　汉江师范学院体育系
　　　　周艳青　武汉体育学院
　　　　范思宇　武汉体育学院
　　　　郑舒婷　武汉体育学院
　　　　柳　华　武汉体育学院
　　　　陶　爽　黄冈师范学院
　　　　韩晓菲　湖北体育职业技术学院
　　　　李晓梅　淮南联合大学
　　　　武文霞　山西省朔州市大医院

扫描二维码看课件

前 言

QIAN YAN

"运动损伤防护与急救"是体育院校体育学和运动学类各专业的专业必修课,也是普通高等学校体育教育、社会体育、休闲体育、运动训练专业的一门主干课程。根据《教育部办公厅关于印发〈普通高等学校体育教育本科专业各类主干课程教学指导纲要〉的通知》(教体艺厅[2004]9号)的精神和各体育院系运动训练专业培养方案的要求,由武汉体育学院牵头,组织多所高校在运动损伤防护与急救方面具有丰富教学经验的教师,多次研讨编写了本教材。

编委为做好本教材的出版工作,在华中科技大学出版社的大力支持下,在充分调研的基础上,先后召开数次教材研讨会,广泛听取了一线教师对教材的使用及编写意见,力求在新版教材中有所创新、有所突破。

本教材根据体育专业培养目标与方向的要求,适当选入了本学科发展的新成果,并注意博采众长、强调整体优化以适应高校体育教育和运动训练专业学生特点的总体要求,无论是在实用知识的宽度上,还是在理论阐述的深度上,都力求能够满足当前体育教育和运动训练专业教育的需要。本教材的编写注重对知识的成熟性、稳定性、实用性的选择,注重解决体育运动实践中的具体问题,使本教材既能供体育院校学生使用,也可作为体育教师、教练员及队医参考用书。

本教材的内容共八章,包括运动损伤概述、运动防护概述、运动损伤现代诊断技术及常用治疗技术、急救基本技术、常见骨折及防护、常见脱位及防护、常见软组织损伤及防护、常见运动项目的损伤及其预防等内容,具有以下几个方面的特点。

1. 突出实用性,注重实践技能的培养

本教材注重基本技能和实践能力的培养,适当增加实践教学学时数,增强学生综合运用所学知识的能力和动手能力。

2. 强化精品意识

参编人员以科学严谨的治学精神,严把各个环节质量关,力保教材具有精品属性;对课程体系进行科学设计,整体优化,全面满足21世纪复合型人才培养的需要。

3. 编写具有特色性

本教材设有"学习目标""本章提要""关键术语""课后作业"等模块,以增强学生学习的目的性和主动性,以及教材的可读性,强化知识的应用和实践技能的培养,提高学生分析问题、解决问题的能力。

　　本书由王广兰、汪学红担任主编,由王勇、陈建、郑成、张思卓、徐珊珊担任副主编,王梅、王红俊、王玲、李奕、刘馨遥、杨硕、张颖、何宜忠、周艳青、范思宇、郑舒婷、柳华、陶爽、韩晓菲、李晓梅、武文霞参编。在本教材再版过程中,周艳青协助主编完成全书组织协调等工作,主编最后统稿。

　　本教材在再版时更新了部分内容,对发现的问题进行了修正。由于编写人员水平有限,本教材不可能面面俱到,不当之处在所难免,敬请广大教师、学生在使用过程中批评与指正。

王广兰

2022 年 6 月于武汉

| 目 录 |

MULU

第一章 运动损伤概述

学习目标

（1）掌握运动损伤的概念和分类；

（2）掌握运动损伤的基本原因；

（3）掌握运动损伤的预防原则及治疗原则。

本章提要

本章运动损伤概述包括三个小节。第一节的主要内容是从客观因素、生理因素和心理因素三个方面介绍运动损伤的基本原因，以及简要介绍运动损伤的概念和运动损伤的分类；第二节的主要内容是介绍运动损伤的预防原则；第三节的主要内容是从运动损伤的现场急救和运动损伤的一般处理两个方面来介绍运动损伤的治疗原则。

关键术语

运动损伤　开放性损伤　闭合性损伤　急性损伤　慢性损伤　陈旧伤

第一节　运动损伤的基本原因

一、运动损伤的概念和分类

（一）运动损伤的概念

人体在体育运动过程中所发生的损伤，称为运动损伤。运动损伤的发生往往与体育运动项目及技术、战术动作特点密切相关，也与训练水平、运动环境和条件等因素有关。

（二）运动损伤的分类

对运动损伤进行一定的分类，有助于运动损伤的诊断治疗和康复，也可为合理安排伤后的体育运动提供科学的依据和实践指导。运动损伤常用的分类方法如下。

1. 按组织学分类

根据运动损伤的组织种类不同，可将运动损伤分为肌肉韧带的扭伤及断裂、挫伤，四肢、颅骨、脊椎骨折，关节脱位，脑震荡，内脏破裂等。临床诊断多采用此种分类方法。

2. 按运动损伤的轻重程度分类

1）轻度伤

基本不影响伤者工作能力的损伤。

2）中度伤

受伤后伤者需要停止工作 24 h 以上,且需要在门诊治疗的损伤。

3）重度伤

伤者需要长期住院治疗的损伤。

3. 按运动能力丧失的程度分类

1）轻度伤

伤者受伤后仍能进行体育活动或训练的损伤。

2）中度伤

伤者受伤后需要进行门诊治疗,不能按训练计划进行训练,须减少伤部活动或停止伤部练习的损伤。

3）重度伤

伤者完全不能训练,往往需要住院治疗的损伤。

4. 按损伤部位分类

根据损伤部位不同,可将运动损伤分为头颈部损伤、腰背部损伤、肩部损伤、肘部损伤、腕部损伤或髋、膝、踝部损伤等。

5. 按皮肤或黏膜是否受损分类

1）开放性损伤

伤者伤处皮肤或黏膜的完整性遭到破坏,有伤口与外界相通,有组织液渗出或血液自创口流出。如擦伤、刺伤、撕裂伤及开放性骨折等。

2）闭合性损伤

伤者伤后皮肤或黏膜仍保持完整,无伤口与外界相通,伤后的出血积聚在组织内。如挫伤、肌肉拉伤、关节韧带损伤、闭合性骨折、关节脱位等。

6. 按发病的缓急分类

1）急性损伤

急性损伤由瞬间暴力一次作用而致伤,伤后症状迅速出现。其特点为发病急、症状骤起,如关节扭伤、骨折、脱位、急性滑囊炎、肌肉拉伤等。

2）慢性损伤

慢性损伤是指由于长时间的局部负荷过大,超出了组织所能承受的能力而导致的组织损伤,其特点为发病缓慢、症状渐起,如慢性腱鞘炎、疲劳性骨膜炎、髌骨软骨病、慢性牵拉性骨骺炎等。

3）陈旧伤

陈旧伤是指急性损伤后因早期失治或处理不当而导致的组织损伤,其特点是病程长、病情绵延。

7. 按与运动技术的关系分类

1）运动技术伤

运动技术伤与运动项目和技术、战术动作密切相关。多数为慢性损伤,如网球肘、跳跃膝、足球踝等。少数为急性伤,如标枪肘,体操、技巧运动中的跟腱断裂等。

2)非运动技术伤

非运动技术伤多为意外伤,如骨折、挫伤、擦伤、关节扭伤等。

二、运动损伤的基本原因

运动损伤的原因很复杂,致伤因素也很多。根据国内外运动损伤原因的相关研究,可把影响运动损伤的因素归纳为客观因素、生理因素和心理因素三个方面。

(一)客观因素

1. 缺乏运动损伤预防常识

运动损伤的发生,常与体育教师、教练员、社会体育指导员或体育运动参加者对预防运动损伤的意义认识不足,思想上麻痹大意及缺乏专业的预防知识有关。他们往往平时不重视安全教育,在体育教学、运动训练、健身运动或比赛中没有积极采取各种有效的预防措施,发生运动损伤后不认真分析原因、总结规律和吸取教训,使伤害事故不断发生。

2. 准备活动不合理

为了提高中枢神经系统的兴奋性和各器官系统的功能活动,使人体从相对静止状态过渡到运动状态,在体育运动前,都应该进行科学规范的准备活动。据报道,缺乏准备活动或准备活动不合理,是造成运动损伤最重要的原因之一。在准备活动问题上常存在以下几个问题。

1)不做准备活动或准备活动不充分

在身体相关系统没有得到充分动员的情况下,就投入高强度的运动。由于身体的协调性不足,肌肉的弹性和伸展性较差,关节的灵活性也不能满足运动的需要,因而容易发生损伤。

2)缺乏专项准备活动

准备活动的内容与正式运动的内容衔接不好,特别是运动中负担较重部位或有运动损伤隐患部位的功能没有得到充分改善,或因休息而消退的条件反射性联系尚未恢复。

3)准备活动的强度和负荷量安排不当

开始做准备活动时,用力过猛,速度过快,违反了循序渐进的原则和功能活动的规律,容易引起肌肉拉伤或关节扭伤。或身体已经出现疲劳状态,在参加正式运动时,身体的功能水平已经有所下降,此时完成高难度的动作就容易发生损伤。

4)准备活动与正式运动的时间相隔过长

准备活动所产生的生理作用已经减弱或消失,失去其活动的生理价值。

3. 技术动作错误

违反人体解剖结构生理特点,不符合运动时的生物力学原理,因而容易发生运动损伤。不仅是初学者和学习新动作时容易因错误动作致伤,已熟练掌握技术动作的运动员在身体疲劳或注意力不够集中的情况下,也会因此致伤。例如:做前滚翻时,因头部位置错误引起颈部扭伤；篮球接球时，因手形不正确引起手指扭伤或挫伤；投标枪时，在上臂外展 90°、屈肘 90°（甚至肘低于肩）的错误姿势下出手，引起肘关节内侧软组织损伤，甚至发生撕脱性骨折等。

4. 运动量过大

安排运动负荷时，没有充分考虑到运动者的解剖生理特点，运动量安排过大，尤其是局部负担量过大，这往往是专项训练中造成慢性损伤的主要原因。在健身运动或体育教学中，同样也存在局部负荷过大而导致的运动损伤。

5. 组织方法不当

在教学或训练中，不遵守循序渐进、系统性和个别对待的原则，以及比赛的编排不合理；在组织方法方面，如学生过多，教师又缺乏正确的示范和耐心细致的教导，缺乏保护和自我保护，组织性、纪律性较差，以及比赛日程安排不当，比赛场地和时间任意更改，允许有病或身体不合格的人参加比赛等，这些都可成为受伤的原因。

6. 动作粗野或违反规则

在比赛中不遵守比赛规则，或在教学训练中相互逗闹、动作粗野、故意犯规等，往往是篮球或足球等同场竞技项目中发生损伤的重要原因。

7. 场地、器材设备、服装不符合要求及气候不良

运动场地不平，有小碎石或杂物；跑道太硬或太滑；沙坑没掘松或有小石头，坑沿高出地面，踏跳板与地面不平齐；器械维护不良或年久失修，表面不光滑或有裂缝；器械安装不牢固或安放位置不妥当；器械的高低、大小或重量不符合锻炼者的年龄、性别特点；光线不足，能见度差；缺乏必要的防护用具（如护腕、护踝、护腰等）；运动时的服装和鞋袜不符合运动卫生要求；气温过高或过低，湿度过大等。在上述情况下运动，都容易引发运动损伤。

（二）生理因素

1. 运动参加者的生理功能不良

运动参加者睡眠或休息不好，患病、受伤、伤病初愈阶段或疲劳时，肌肉力量、动作的准确性和身体的协调性显著下降，警觉性和注意力减退，反应较迟钝等。在上述情况下参加剧烈运动或练习较难的动作，就可能发生损伤。

2. 人体局部解剖生理特点与专项技术、战术的特殊要求不相适应

在教学训练安排不当、局部负荷过大等直接原因作用下，导致局部解剖生理特点与专项技术、战术的特殊要求不相适应，从而导致运动损伤的发生。每个运动项目都有自己的技术动作特点。例如，篮球运动员最易伤膝，是因篮球运动的一些基本动作都要求膝关节呈半蹲位（130°～150°）屈伸、扭转与发力，而这个角度又恰是膝关节的解剖生理弱点，关节的稳定性相对减弱，易发生内外旋或内外翻，关节面间也会发生"不合槽"运动，因而易引起膝关节损伤。又如，体操运动员易伤肩，是因经常出现大幅度的转肩动作，肩部承受的牵拉力很大，而肩关节运动时的稳定性主要靠肩袖的肌肉来维持，同时肩袖肌腱又易受到肱骨大结节与肩峰的挤压和摩擦，一旦活动过多即可引起肩袖损伤。

（三）心理因素

心理状态与损伤的发生也有密切关系，如心情不舒畅、情绪不高、对训练和比赛缺乏自觉性和积极性、注意力不集中等都容易导致动作失常而引起损伤。缺乏锻炼的知识和经验，争强好胜，不顾客观条件，盲目地参加有一定危险性的运动，也容易发生运动损伤。

有研究指出，心理因素还包括风险认知、风险承担、运动能力判断和运动损伤经历。由于运动参与者对运动项目中潜在危险的主观认知和客观风险之间存在一定的差异，因此容易导致运动损伤的出现。其中，"运动能力高估"与运动损伤呈正相关，低水平的"风险认知"和"运动能力判断"是运动参与者发生运动损伤的重要心理危险因素。女性风险认知力比男性高，风险承担行为比男性少，较容易受过去运动损伤经历的影响。

总之，只有认识了这样的规律，在体育运动中才可以有针对性地进行预防，尽量回避上述致伤因素，并有计划地发展某些部位的功能，从而减少运动损伤的发生。

第二节　运动损伤的预防原则

一、加强安全教育

平时要注意加强防伤观念的教育，无论是健身运动还是在体育教学、训练或比赛中都要认真贯彻以预防为主的方针。在社会体育指导员、体育教师、教练员和运动参加者中，要普及运动损伤的预防知识，经常进行安全教育，克服麻痹思想，养成良好的体育道德风尚。

儿童少年运动经验不足，思想麻痹，缺少防伤意识，运动中好胜心强，盲目从事力所不能及的运动，极易导致运动损伤的发生。女生在体育运动中，有胆小、害羞、畏难等情绪，做动作时表现为恐惧、犹豫或紧张等，也容易导致运动损伤。上述这些情况都应在预防工作中引起重视。

二、认真做好准备活动和整理活动

在正式运动或比赛之前，运动员应充分做好准备活动。准备活动的目的是提高中枢神经系统的兴奋性和克服自主神经的惰性。通过全身各关节、肌肉的活动加速全身的血液循环，使肌肉组织得到充分的血液供应，增强肌肉的力量和弹性，并恢复技术动作的条件反射，为正式活动做好充分的准备。准备活动应注意以下要求。

（1）一般准备活动要做充分，使身体明显发热，并微微出汗。

（2）专项准备活动一定要有针对性，与后面的正式活动建立有机的联系。

（3）准备活动的内容与负荷应依据正式活动的内容、个人身体机能状况、当时的气象条件等因素而定。

（4）加强易伤部位的准备活动，一般需要加大局部活动的比重。

（5）在损伤康复期，损伤部位的准备活动要慎重，动作要和缓，幅度、力度、速度要循序渐进。

（6）在运动中，间歇时间较长时，应在运动前再次做好准备活动。

（7）准备活动结束与正式活动的间隔时间，一般以 1～4 min 为宜。

（8）在准备活动中进行适当的肌肉力量练习（针对易伤的肌肉），对提高肌肉温度和改善肌肉功能很有益处。此外，在准备活动中加入一些肌肉伸展练习，对预防肌肉拉伤有积极的效果。除了要做好准备活动外，还要注意运动后的放松练习。其中，肌肉的拉伸练习对放松局部肌肉，防止肌肉僵硬和肌肉劳损都有良好的作用。对负荷较大的关节，运动后可适当采用冷疗的方法，使局部组织尽快降温，对防止某些慢性损伤有一定的作用。

三、合理安排运动负荷

运动负荷安排不足，不能出现生理性的"超量恢复"，达不到促进人体运动能力提高的目的。运动负荷安排过大，超出了人体所能承受的能力，不仅会使运动系统的局部负荷过重，还会导致中枢神经系统疲劳，致使全身机能下降，协调能力降低，注意力、警觉反应都减弱，从而容易发生损伤。如果局部的运动负荷长期过大，则会导致一些慢性损伤。为了减少因此发生的损伤，体育运动指导者和参加者都应严格遵守体育运动的基本原则，根据年龄、性别、健康状况、训练水平和运动项目的特点，个别对待，循序渐进，合理安排运动负荷。

少年运动员和女性运动员的运动负荷更应注意合理安排。少年儿童不宜过早地进行专项训练，不宜参加过多的比赛和过早地追求出成绩。合理地安排运动负荷，预防运动损伤发生，对提高运动成绩有着重要的意义。

四、正确掌握技术动作

技术动作错误，可以直接造成运动损伤。反复进行错误动作的练习，不仅运动成绩不会提高，相反会造成局部过度负荷，引起损伤不断发生。因此，应注意在动作形成阶段，不断调整动作的节奏和结构，使之合理化，避免运动损伤的发生。

五、加强易伤部位的练习

根据运动项目的技术、战术特点，加强对易伤部位和相对薄弱部位的练习，提高其机能，是预防运动损伤的积极措施。例如：为了预防膝部损伤，就要注意加强股四头肌力量的练习，以稳定膝关节；为了预防腰部损伤，除应加强腰部肌肉力量练习外，还应加强腹肌的练习，因为腰部受伤，从某种意义上讲也与其拮抗的腹肌有关，腹肌力量不足，易使脊柱过度后伸而致腰部损伤；为预防股后肌群拉伤，在发展其肌肉力量的同时，还应注意加强肌肉的伸展性练习。

另外，对陈旧性的损伤部位也应加强功能练习，使之能够维持应有的生理功能，以防止重复性损伤。

六、合理安排教学、训练和比赛

教师要认真钻研教材，充分备课，应对教学、训练中的重难点，以及容易发生损伤的动作做到心中有数,事先要采取相应的预防措施,遵守循序渐进和个别对待的原则。学习技术动作应从易到难,由简单到复杂,从分解动作到整体动作来进行。

七、加强运动中的保护和帮助,合理使用运动护具

在进行某些容易造成损伤的运动项目时,要根据运动的内容和运动者的具体情况,采取合理的保护和帮助,尤其在学习新技术动作时更应注意。教师应将正确的保护与自我保护方法传授给学生。例如:摔倒时,要立即低头、团身、屈肘,以肩背着地,就势滚翻,不可直臂撑地;从高处跳下时,应双膝并拢,先以前脚掌着地,然后过渡到全脚掌以增加人体的缓冲作用。

合理使用运动护具和保护带可以有效地减少运动损伤的发生。特别是在对抗性较强的运动项目中显得尤为重要,如足球、曲棍球等,都需要专业护具的保护。护具的选择一定要符合专项特点,并及时淘汰和更新,以达到最佳的防护效果。

八、加强医务监督

对体育运动参加者,应定期进行体格检查。参加重大比赛的前后,要进行身体补充检查,以观察体育锻炼、比赛前后的身体机能变化。对体检不合格者,则不允许参加比赛。伤病初愈者参加体育活动或训练时,应取得医生的同意,并做好自我监督。医务监督一般包括以下内容。

(一)一般内容

每天记录晨脉、自我感觉,每周测一次体重。如果晨脉逐日增加,自我感觉不良,运动成绩下降,机能试验时脉搏恢复时间延长,说明身体机能不良,应及时到医院查明原因。女性要遵守月经期的体育卫生要求,做好监护工作。

(二)重点内容

根据不同项目特点和运动创伤的发生规律,应特别注意观察运动系统的局部反应,如局部有无肿胀和发热、肌肉有无酸痛、关节有无肿痛等。如果有不良反应应及时请医生诊治,此时不宜加大运动负荷,更不宜练习高难度动作。另外,还应经常认真地对运动场地、器械、设备以及个人运动服装、鞋、袜及防护用具等进行安全检查。

第三节　运动损伤的治疗原则

一、运动损伤的现场急救原则

运动损伤的急救,是在运动现场对伤员采取迅速合理的急救方法。它不仅能挽救伤员的生命、减轻痛苦和预防并发症,而且还可以为进一步治疗及康复创造良好的条件。

（一）保证生命安全

当运动员发生损伤之后，保证生命安全是第一位的。仔细迅速地评价运动员的伤害情况，不仅可以及时挽救其生命，而且可以防止进一步的损伤。如果伤员出现意识障碍，在迅速呼叫急救人员的同时，随即进行重要生命体征检查。检查包括气道、呼吸、循环、功能和暴露，即 ABCDE 五个方面。

1. A＝气道（airway）

气道通畅是保证呼吸功能正常的基本条件，应首先检查气道是否通畅。

2. B＝呼吸（breathing）

通过倾听有无呼吸声音，感觉有无气流通过伤员口鼻和观察有无胸部起伏可以做出判断，如果呼吸停止应立即进行人工呼吸。

3. C＝循环（circulation）

血液循环是否正常，通常采用检查脉搏的方法。一般检查腕部或颈部动脉搏动情况。如果伤员的呼吸和心跳都正常，便可以进行下一步的损伤情况检查。

4. D＝功能障碍（disability）

主要进行神经系统检查，评价神志水平、瞳孔大小和反应、眼睛运动反应。应该记录最初的检查结果，以便与后来的检查进行对比。

5. E＝暴露（exposure）

应该暴露身体受伤部位，以便观察出血、骨折和挫伤等病变。另外，要及时暴露上肢，便于测量血压。

（二）控制大出血

完成生命体征检查后，要检查有无大出血，在进行心肺复苏的同时要及时处理大出血。当组织被切伤、刺伤、撕裂、挫伤或擦伤时都可能会引起出血，常表现为外出血。肌肉拉伤、内脏破裂、肾脏挫伤等可以发生内出血。任何动脉或无法控制的静脉出血都会危及生命，如果伤员发生严重出血，立即采用下列步骤进行处理：① 寻求急救人员的帮助；② 用消毒纱布或洁净的棉布覆盖伤口；③ 用手直接按在伤口的纱布上；④ 抬高患肢；⑤ 必要时还要处理休克。经过以上步骤处理后，出血应该停止，如果没有停止可以试着通过按压供血动脉来减少出血。

（三）控制可能加重全身状况恶化的情况

在止血的过程中，要注意控制可能导致全身状况加重的情况。在发生骨折、脊柱损伤、大出血时，除了损伤等本身带来的影响之外，还可能导致机体发生更加严重的问题。如骨折不进行临时固定可能导致骨折断端损伤周围的血管和神经，脊柱损伤后不进行合理的固定和搬运导致脊髓损伤，出血无法制止导致出现失血性休克等。

当身体某部位受伤时，在保护好受伤部位的同时，还要注意减少周围组织损伤的可能，特别是发生了严重的骨折、切伤时，因为这类损伤可能同时导致周围组织的损伤。如骨折断端刺伤周围的神经或血管，切伤而伤及神经，踝关节扭伤时不仅伤及韧带，出血和肿胀还会影响周围组织的正常功能,如踝关节扭伤会使周围的皮肤颜色改变和肿胀。另外,当机体发生损伤、疾病或脱水时,身体为了保证血液、水和氧气对大脑、心脏、肺等生命重要器官的供应而进行血液的重新分配,这时可能会导致身体的一些器官发生损害,从而导致全身性的组织损伤。如除了呼吸、心跳停止以外,休克、中暑和体温过低也会对机体产生严重影响,因此要及时消除。

(四) 固定受伤肢体

骨折、关节脱位和半脱位、二度和三度的韧带撕裂必须用夹板进行固定,以防止组织进一步损伤。

(五) 处理慢性出血

固定损伤部位后,应及时处理刺伤、裂伤或切伤后的局部出血。

二、运动损伤的一般处理原则

(一) 开放性软组织损伤的处理原则

治疗开放性软组织损伤的目的是修复损伤的组织器官和恢复其(正常的)生理功能。处理复杂的伤情时,首先应解决危及生命和其他紧急问题。对一般开放性软组织损伤可以局部治疗为主,基本处理包括止血、清创、修复组织器官和制动。开放性损伤一般均有不同程度的污染,需要进行清洗和消毒,尽量除去伤口中的细菌和其他污染物,然后根据不同损伤类型、部位进行处理。

(二) 急性闭合性软组织损伤的处理原则

急性损伤指的是由于一次暴力导致的损伤。其特点是伤者可以清楚地描述损伤的时间、地点及损伤动作。急性闭合性软组织损伤多由钝力或突发性过度负荷所致,如肌肉拉伤、关节扭伤、急性腰扭伤等。急性闭合性软组织损伤的病理过程可分为四个阶段:① 组织损伤出血;② 急性炎症反应;③ 组织再生;④ 瘢痕形成。急性闭合性软组织损伤的治疗原则,按不同的病理过程可分为早、中、后三个时期。

1. 早期处理原则和方法

急性闭合性软组织损伤在 $24\sim48$ h 内为早期阶段。此时的损伤导致局部组织的撕裂或断裂,血管损伤出血、渗出,出现明显的炎症反应,产生明显疼痛和功能障碍。局部肿胀和炎症反应引起的血液循环障碍可压迫邻近组织,造成组织缺氧,引起进一步组织损伤。适宜的处理方法可以将这个过程对人体的影响降低到最低限度。早期处理的主要目的是尽快止血,防止或减轻局部炎症反应和肿胀,减轻疼痛。处理原则是适当制动、止血、防肿、镇痛、减轻炎症反应。处理方案的描述可采用 PRICE 加以记忆。

1) P＝保护(protect)

可通过夹板固定骨折部位,关节脱位、拉伤可采用其他措施加以保护,目的是减轻痛苦,促进创伤的愈合和防止再损伤。保护的另一层含义是不要轻易移动伤员,从而减少加重损伤的危险。

2）R＝休息（rest）

运动员受伤后要立即退出比赛，未经医生检查允许，伤者不能恢复比赛。继续运动会加重损伤。如详情不明，出现下列任何一种情况，运动员在恢复运动或训练前必须经过医生的检查和同意：① 功能性障碍，如不能行走、跑、冲刺、跳跃、单腿跳或运动时出现疼痛，或者不能投掷、抓球、击球或控制球；② 发热；③ 由于头部损伤导致出现头痛、记忆力下降、头晕、耳鸣、意识丧失；④ 发生中暑或体温过低；⑤ 运动时疼痛加重。

3）I＝冷疗（ice）

研究证明，及时降低受伤组织的温度有许多益处。损伤后的 $24\sim72$ h 内，冷疗可以使局部血管收缩从而减少出血和渗出，减弱炎症反应，减轻由于充血、出血和渗出引起的疼痛和肿胀，降低组织的代谢率，减少对营养物质和氧气的需求量。可采用局部冷（冰）水浴、冰按摩、冰袋和局部喷射冷冻剂的方法。冰袋的效果最好，可以直接放在伤处。每次冷疗时间为 $15\sim20$ min，伤后 $24\sim48$ h 内，每隔 $1\sim2$ h 可重复进行一次。$24\sim48$ h 内不要在肿胀局部进行热疗，热疗会使血管扩张和增加局部血流量，从而加重充血和肿胀。

4）C＝加压包扎（compression）

加压包扎可以使组织间隙压力升高，从而减少出血和肿胀。加压包扎可以在冷疗过程中或之后进行，从损伤部位的远端向近端牢固包扎，每层绷带有部分重叠，开始部分包扎得紧一些，向上到达伤口部位时稍微松一些。冰袋可以放在加压包扎的绷带上面。另外，要经常检查皮肤的颜色、温度和损伤部位的感觉，保证绷带没有压迫神经或阻断血流。24 h 后可以拆除加压包扎。

5）E＝抬高伤肢（elevation）

在损伤后的 $24\sim48$ h 内，尽量使伤肢的位置抬高至心脏水平，这有助于加速静脉血液和淋巴液的回流，减轻肿胀和局部瘀血。另外，如果有严重疼痛者可以使用镇痛药加以控制，受伤局部轻微的主动或被动活动，可以促进静脉血液和淋巴液回流，减轻肿胀。

2. 中期处理原则和方法

损伤 $24\sim48$ h 后进入中期阶段，这时受伤部位的出血停止，急性炎症逐渐消退，但仍有瘀血和肿胀，肉芽组织开始生成和长入，形成瘢痕组织。中期处理的主要目的是促进损伤部位的修复。处理原则是改善伤部的血液和淋巴循环，减轻瘀血；促进组织代谢和渗出液的吸收，加速再生修复。

常用的处理方法有热疗、按摩、针灸、拔火罐等，同时这个阶段要根据受伤情况进行适当的功能锻炼，适当使用保护支持带，使受伤组织在保护下进行主动或被动的运动，以避免肌肉、关节和韧带的再损伤。

3. 后期处理原则和方法

运动损伤后期的主要表现是损伤部位已经基本修复，临床表现已基本消失，但功能尚未完全恢复，运动时仍感疼痛、酸软无力。有些严重病例可因粘连或瘢痕收缩出现伤部僵硬、活动受限等情况。

这一阶段的主要目的是功能恢复。处理原则是增强和恢复肌肉、关节的功能。如有瘢痕,应设法使之软化、松解。治疗方面可采取热敷、按摩、拔罐、药物治疗(如外敷活血生新剂)、中药外敷或熏洗。同时应根据伤情进行适当的康复功能锻炼,以保持机体神经、肌肉的良好功能状态,维持已经建立起来的条件反射以及各器官与系统间的联系。

(三) 慢性闭合性软组织损伤的处理原则

慢性损伤指的是由于反复微细损伤的积累,或者是由于急性损伤后处理不当,过早恢复训练导致局部发生以变性和增生为主的损伤性病变。这类患者常无法说明损伤发生的确切时间及损伤动作。其处理原则是改善伤部血液循环,促进组织新陈代谢;注意合理安排局部负担量。因为损伤部位对运动负荷的承受能力会明显下降,如果不控制好运动量有可能导致损伤重复发生。

处理方法与急性闭合性软组织损伤后期基本相同,治疗方法以按摩、理疗、针灸、封闭和功能锻炼为主,适当配以药物治疗,如用旧伤药外敷或海桐熏洗药熏洗等。

课后作业

1. 简述运动损伤的概念及分类。
2. 简述运动损伤发生的原因。
3. 简述运动损伤的预防原则。
4. 简述运动损伤的现场急救原则。
5. 简述运动损伤的一般处理原则。

第二章　运动防护概述

学习目标

（1）了解运动防护的发展历史，熟悉运动防护的主要内容；

（2）掌握运动防护的概念和运动防护模式，形成正确的运动防护观；

（3）掌握运动伤害防护模式以及运动防护师的主要工作内容，形成正确的运动防护观念。

本章提要

近两年国内呈现井喷式的马拉松热潮，"跑马"安全已然成了大家最为关注的问题，马拉松猝死问题频繁发生，学生体育课猝死的现象也屡见报道，众所周知的刘翔跟腱受伤，姚明2002年多次受伤。体育运动可以促进健康毋庸置疑，但运动中扭伤、撞伤、摔伤、拉伤等各种意外伤害随时都有可能发生，运动防护不可忽视。本章将从运动防护的发展历史、运动防护过程模式，以及运动防护的主要内容来介绍运动防护。

关键术语

运动防护　　运动防护师

第一节　运动防护的概念及发展

一、运动防护的概念

运动防护是指运动损伤的预防、急救、处置与康复训练的总称。在国际上有世界运动防护总会（World Federation of Athletic Training & Therapy），在国内设有中国体育科学学会运动医学分会运动防护专科委员会，台湾地区设有台湾运动防护学会。

运动防护师中国惯称队医，不但具体承担运动伤病预防、急救、康复等工作，还在其中扮演教练、运动员、医师等专业人员之间信息沟通的桥梁角色。运动防护原来只服务高水平运动员，随着全民健身的实施以及群众体育的发展，对百姓的健身锻炼提供科学的指导意见，在体育产业领域，运动防护师的出现也能起到拉动健身产业发展的作用。

运动防护师职业定义为："在体育活动中，从事运动伤病预防、评估、急救、处置及康复训练的专业人员"。中国体育科学学会运动医学分会运动防护专科委员会在申报运动防护师为体育行业特有工种时，为了避免与教练混淆，选择与加拿大一样"athletic therapist"为运动防护师英文翻译。如果用运动康复直译英文来找国际上相关的专业，英国的运动康复师（sports rehabilitator）与德国的运动理疗师（sports physio）最为接近，而具体看其工作内容可发现不限于伤后的康复与体能训练,还包括运动伤害预防、急救,与美国的 athletic trainer 或加拿大的 athletic therapist 一样,都是世界运动防护总会的成员,英文名称不同,但中文都是"运动防护师"。

我国目前对康复与运动康复的概念界定不清,集中体现在医学院康复专业与体育学院运动康复专业都考"康复治疗师"职业资格。目前,国内的运动康复专业,一个是直接变成了康复治疗专业,所以脑瘫、中风的康复成为主要学习内容,另一个是康复加上体能训练,就成了体能康复。美国的康复师或物理治疗师(physical therapist,PT),基本要求物理治疗硕士学位(MPT),近来有讨论升级为物理治疗博士学位(DPT)方能报考。其内容至少涵盖骨科、神经、心肺、小儿等物理治疗大类。运动物理治疗师(Sport PT)是类似专科医师的制度,是在取得 PT 资格的基础上,侧重运动相关物理治疗的分科。

二、运动防护的发展历史

(一) 以美国为主导的国际运动防护发展历史

美国为当前体育产业最为发达、奥运会成绩最佳的国家,体育医疗的专业化程度最高,而且制度最完整、会员最多的美国运动防护师协会(National Athletic Trainers' Association,NATA),以及协调全球运动防护专业发展的世界运动防护总会都由美国主导。现以美国为主导来介绍国际运动防护的发展状况。

19 世纪美国大学的美式橄榄球运动开始盛行,伴随而来的大量死伤事件在管理体制上促成了 NCAA(全国大学体育协会)的设立,专业人员则聘用医师担任教练与导入运动防护师,不过当时运动防护师多以推拿按摩为主要工作。直至 1914 年宾夕法尼亚大学的田径教练和运动防护师 Michael Murphy 写了一本经典之作《运动伤害防护》,随后 1917 年 S. E. Bilik 医师出版了第一本运动防护主要教科书《防护师圣经》,才将专业发展导向运动伤害的预防与健康照护。1932 年克拉玛化工公司针对教练、运动防护师推广急救员训练,这些早期的急救员成为日后推动运动防护专业的主力。

20 世纪 30 年代任职于高校的运动防护师筹组专业组织,但因第一次世界大战而中断。到了 1950 年美国运动防护师协会正式成立,标志着运动防护专业化进入新的里程。1991 年美国医学会(American Medical Association,AMA)将运动防护师认定为与护士、物理治疗师、药剂师及医事技术人员相同的医疗专业类人员,至此运动防护在美国可谓真正成为一个专业。从 1881 年美国哈佛大学聘用第一位运动防护师算起,共经过 136 年。1991 年美国医学会将运动防护认定为医疗专业类,在美国的专业定位更为稳固,体育管理学者 Bucher 与 Krotee 著作的《体育运动管理学》中专门的一章介绍运动防护,显示运动防护在美国体育管理中同样被高度重视。

美国运动防护师学会虽然有 28 000 名以上的会员,半数以上的合格运动防护师,拥有美国执业资格的运动防护师,也包括来自日本、韩国、中国台湾、中国香港等国家和地区的运动防护师,工作在职业运动队、各级学校、医疗院所、企业健康部门,但是运动防护师仍供不应求。

（二）中国的运动防护发展

过去中国的体育发展侧重竞技体育，以举国体制满足政治主体的为国争光的需求。在资源稀缺的状况下，1958年9月，周恩来总理和贺龙元帅亲自从志愿军队伍和北京体育学院中选拔了近20人，会同一批归国的外派留学生，正式成立了国家体育科学研究所，开始关注运动员的健康问题。之后专业分化出国家运动医学研究所，地方则有省市体育科学研究所与体育医院。队医是长期以来我国对体育医务人员的统称，队医包括了两类四群人员，有医师资格证的包括中医与西医，没医师资格证的包括科研人员与退役运动员转任。

中国体育医疗服务的功能以满足少数精英的医疗需求为主要目标，以体育条块内成员的医疗需求为次要目标。体育部门的医疗基本仍为医疗分类上的初级医疗，而非真正意义的体育医疗。运动员需要特殊的、高水平的医疗服务时，则由卫生部门特定的医院提供。当计划内提供的医疗资源仍不满足需求时，便以私人关系寻求其他条块内的医疗人员进行协助。

任玉衡、田得祥等人针对全国29个国家及省市级运动队、18个行业体协队、6810名运动员的流行病学调查显示，优秀运动员的患病率高达59.37％。

备战北京奥运会开始花费巨额资金引进国际资源，例如，向美国Athletes Performance公司购买运动员体能促进相关服务。2013年全国运动会前，安徽省向香港地区的陈方灿博士的工作室求助，以解决该省一名主力运动员的膝关节康复的问题。陈方灿博士开设的运动体能康复培训课程，台湾地区的林轩弘物理治疗师在离开北京德尔康尼骨科医院之后，参与开设的弘道运动医学诊所，这些服务收费都较昂贵。其他相关培训与工作室也如雨后春笋般涌现，但多侧重伤后的康复服务，名为运动康复。

2014年两会期间，李国平递交了建议"推进运动防护师队伍建设"的提案，在国家人力资源和社会保障部组织召开了"国家职业分类大典修订第二大类专家评审会第十次会议"，运动防护师职业，经陈述、答辩和专家审议后，现场通过审定。这是体育行业继运动员、教练员、裁判员、体育研究人员之后第一个拟列入专业技术人员序列的职业资格。将运动防护师正式纳入《中华人民共和国职业分类大典》对从业人员职业发展和运动防护师队伍建设产生重要的意义，也为开展运动防护师职业资格工作奠定了基础。

第二节　运动防护的模式

健康是指一个人在身体、精神和社会等方面都处于良好的状态。传统的健康观是"无病即健康"，现代人的健康观是整体健康，世界卫生组织提出"健康不仅是躯体没有疾病，还要具备心理健康、社会适应良好和有道德"。因此，现代人的健康内容包括躯体健康、心理健康、心灵健康、社会健康、智力健康、道德健康、环境健康等。传统的医药健康模式，也就是有病治病、对症下药，已经转变为身心健康模式，强调预防保健为主。

业界提出的运动损伤的预防模式不多。黄启煌提出运动伤害的预防模式（见图2-1），提出将运动伤害预防分为消除自身与环境致伤因素的积极预防与伤后避免伤害扩大的消极预防两个部分,在运动伤病的预防概念上是一个提升,开始将运动伤病的病因作为运动伤病防治的指导思想。有学者将基于流行病学的疾病谱与三段五级预防思想(见表 2-1),结合黄启煌的运动伤害的预防模式,提出了更适用于运动防护的过程模式(见图 2-2)。

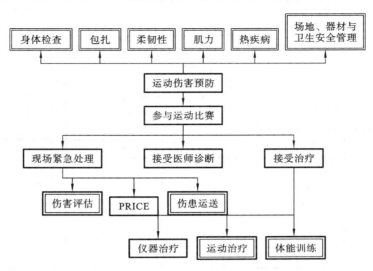

图 2-1　运动伤害的预防模式

引自黄启煌等《运动伤害与急救》。双线框表示可预防的部分,其中细双线框表示主动积极的预防,粗双线框表示被动的预防。

表 2-1　伤病预防的三段五级预防思想

健康	初段预防		中段预防		末段预防	死亡
←	促进健康	特别防护	早期诊断	降低损害	治疗康复	→

利用公共卫生与流行病学领域伤病预防的三段五级预防思想,可以有效把握运动伤病的全过程。初段防患发病于未然,包括促进健康和运动防护;中段早期诊断、早期治疗主要是指健康筛查;末段预防限制残障与早亡,包括医疗和复健。初段预防是促进健康和对危险因子进行特殊防护。中段预防先要早期诊断,并降低损害。末段预防则是进行治疗与康复。基于三段五级预防思想,我们可以想象有一条线或带子,左端是健康,右端是死亡,这反映了生命健康的状态。在不同的位置上,要进行不同的预防,避免死亡的到来。在实际情况中,由于无法确知个体的健康状况,因此不是由初段预防开始,而是由中段预防的早期诊断展开工作,确认个体所处的位置,然后才开始疾病预防与健康促进的工作。

整合运动损伤预防与处理的建议,运动防护的模式应包括身体检查、体能评估、环境选择、器械选择、特殊保护措施、安全教育、运动处方、伸展热身活动、训练或竞赛、恢复措施、现场紧急处理、医师诊断、接受治疗、体能调整,并将内容置入三段五级之中形成了新的运动防护模式。

运动防护过程模式既适用于竞技体育,也适用于群众体育,运动防护过程模式的运行需要一个团队来执行。作为一名体育工作者,特别是运动防护师,更需要对涉及的知识与技术

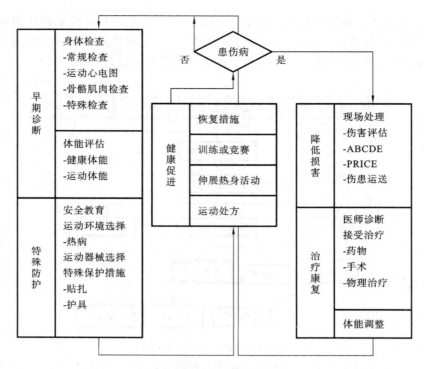

图 2-2　运动防护过程模式

引自孙小华《运动防护》。

有足够的熟悉程度,必须对运动防护过程模式有所认识,才能在体育活动的过程中对运动损伤及时采取措施,降低伤害。

一、早期诊断

早期诊断包括身体检查、体能评估。体能评估包括健康状况的评估和运动体能的评估。

(一) 身体检查

常见的身体检查包括常规检查、运动心电图、骨骼肌肉检查以及特殊检查。

1. PAR-Q 问卷

对于多数人来说,体能活动应该不会构成问题或危机。PAR-Q 的设计,就是用于识别那些少数不适宜做体能活动或是需要经医生建议最适合的活动的成人。

PAR-Q 问卷的基本问题:

(1) 医生曾否说过你的心脏有问题,以及只可进行医生建议的体能活动?

(2) 过去一个月内,你曾否在没有进行体能活动时感到胸口痛?

(3) 你进行体能活动时是否感到胸口痛?

(4) 你的骨骼或关节是否有病,会因为改变体能活动而恶化吗?

(5) 现阶段医生是否有开血压或心脏药物给你服用?

(6) 你曾否因感到晕眩而失去平衡,或失去知觉?

（7）是否有其他理由令你不应进行体能活动？

PAR-Q问卷的附加问题：

（1）你是否因伤风或发烧等疾病感到不适而不能进行体能活动？

（2）你是否因怀孕或可能怀孕而不能进行体能活动？

2．医学常规检查

医学常规检查包括：身高、体重；血液检查（肝功能、肾功能等）；尿液检查。

3．运动医学检查

运动医学检查包括：运动心电图的检查、骨骼肌肉检查等。

4．特殊检查

特殊检查包括：专项能力与特殊伤病的检查。特殊检查尤其应该注意专项运动技术与伤病之间的问题。例如：网球运动员容易发生网球肘、篮球运动员容易发生跳跃膝等，此外，还应加强心理健康的测试。

（二）体能评估

体能评估包括：健康状况与运动体能的评估测试。运动参与者还需要进行包括FMS等方法在内的体能评估，用以选择适当的运动，并作为设计运动处方或计划的参考。

二、特殊防护

在早期诊断确认个体基本上是健康的，或者是适合参与体育活动的，接下来便要进行特殊防护，进一步减少外因性的致伤、致病。

1．安全教育

安全教育主要是针对不遵守规则而造成的伤害。安全教育内容包括：告知运动参与者或者监护人安全风险，并获得对危险行为严格规范的同意（函）、禁止恶作剧；相关运动知识的介绍，应急（急救）流程与技巧的演练；运动用品与护具的挑选、使用及保养；合乎运动特点的营养知识教育。

2．运动环境的选择

运动环境选择则是预防环境伤害，地面太硬容易引起肌腱炎、疲劳性骨折、擦伤；温度湿度可能会造成中暑、热衰竭、失温等病症；氧气、气压影响容易患高山症、潜水员病；噪声、压力是精神不集中的原因。

3．运动器械的选择

运动器械的选择是避免因器械而造成的危害，如体操摔伤。

4．特殊保护措施

特殊保护措施，包括护具与贴扎等，主要是用来强化个体较脆弱的部分。如足球运动中需要佩戴护腿板防止胫腓骨骨折，腰部损伤可采用肌内效贴布贴扎缓解疼痛。

三、健康促进

参加体育运动的最终目的是追求健康，而不是运动损伤，运动损伤不利于运动员创造好的运动成绩。即使有学者认为运动员取得的优异成绩多是以身体或心理受到伤害为代价的，这种说法虽然强调了运动损伤在竞技体育中的普遍性，但同时也说明了运动损伤是在追求健康时产生的副作用，所以将真正进行体育运动的过程放在健康促进之中以保证运动的安全性。

健康促进阶段分为四个部分，而这四个部分必须依序进行，也就是注意体育卫生原则。

1. 恢复措施

结束之后要进行整理恢复的措施，避免积劳成疾，并加速恢复，进行下一轮的训练或比赛。这时又回到早期诊断，整个过程成为一个回圈，这个部分也就是所谓的积极预防。

2. 训练或竞赛

接下来进行正式的训练或竞赛。

3. 伸展热身活动

伸展热身等准备活动可以减少伤害的可能。

4. 运动处方

所谓运动处方就是从事体育运动的锻炼者，根据其健康、体力以及心血管功能状况，结合学习、工作、生活环境条件和运动喜好等个体特点，以处方的形式来确定运动的种类、方法、运动强度、运动量等，并提出在运动中应该注意的事项。运动处方可以对运动参与者进行科学的指导，在安全的前提下，获得最大的运动成效。

四、降低损害

在训练或竞赛过程中，如果发生伤病，就必须开始损伤的处理，进入消极预防的部分。运动伤病发生后，应该启动事先规划好并演练过的紧急应变措施，主要是现场急救处理，初步控制状况后才送医。现场处理主要是指急救部分，比如实施心肺复苏术，急性损伤的PRICE原则，以及伤患运送为了减少二次损伤采取的骨折固定的急救措施。以心跳停止为例，4～6 min 即可能造成脑部永久的损伤。如心搏骤停发生后的 10 min 内，每延后 1 min 实施电击去颤术，患者生存的机会便下降 10%。再快速送往医院，不如现场进行正确的急救。而且骨折等伤害如果未妥善固定，不当移动极可能造成继发损伤。膝关节损伤可能会很快发生肿胀，如果没有把握时间进行正确评估，如前十字韧带断裂等伤害，就要等数日消肿后才能以理学检查正确评估，这直接影响医师能否及时做出正确诊断，进行正确的治疗选择，有影响愈后状况的可能。

五、治疗康复

治疗康复是专业人员对运动伤病者进行药物或者手术治疗。治疗结束后仍需要进行康复训练。但是要回到场上再从事体育运动，必须先进行体能调整，回到一个较适合运动的状态，然后再回到早期诊断部分，重新开始一般的运动训练循环。

运动是促进健康的手段，运动的目的在于增进身体的健康。风险所描述的是事件发生的可能性，即为事件有可能发生且尚未发生。运动的独特性在于运动是人与自然界、人类社会及人本身相互作用的动态过程,这一过程又存在着不可控性,也就意味着在运动动态过程中存在着客观的必然风险。风险管理过程包括风险识别、风险评估、风险应对和风险管理效果评价四个部分。风险识别是运用各种方法和工具,找出潜在的风险以及风险事件发生的原因。风险评估是对识别出来的风险因素进行评估和测量。风险应对是针对风险评估的结果,对其选择应对的技术和手段。风险管理效果评价是对选用技术、手段进行效果评价,将问题反馈给识别、评估及应对过程。风险管理的过程不是模式化的单一的过程,而是动态的循环过程,运动防护过程模式的程序基本合乎风险管理的要求,在寻找运动损伤产生的可能原因时,实际上是识别可能造成运动伤病的风险因子,然后评估这些因子的可能的危害程度,提出的运动防护过程则为风险应对的一部分,训练或竞赛的效果可以作为风险管理效果评价。运动防护模式既适合竞技体育,也适用于群众体育,但两个人群在运动过程中承担的风险不同,专业运动员承担的运动风险大,可以获得的运动效果明显,同时运动损伤的概率也高,损伤程度也较大。相反,一般参与者受伤概率和程度可能较低。在实际操作过程中,基于风险管理的成本考量,在服务过程中也必须做出相应的调整,作为体育工作者,特别是运动防护师必须了解掌握运动防护模式的各个环节,避免在从事体育活动中造成运动伤害。

第三节　运动防护的主要工作

一般人受伤后,多数医生会告知病人注意事项,如受伤的组织、是否要动手术、康复的建议等,医生一般会让病人多休息,不要有太多的活动,但运动员受伤后,不能像一般人停止训练与休息。对于运动员来说,要达到更高层次的竞技水平需要进行长时间的科学训练,如果不保持一定的训练,现有的身体机能、运动能力就会相应下降,特别是大赛后或者运动损伤后,终止运动训练会引起训练诱导的骨骼肌结构和机能的适应性完全或部分逆转,从而导致运动成绩下降。在比赛时间与成绩的压力下,运动员的运动伤害康复必须采取较积极的动态休息原则,也就是在不影响受伤部位的愈合情况下,仍然保持其他部位的训练。除了动态休息外,因运动员必须在最短时间内恢复到受伤前的体能状况与运动表现,协助伤后或术后康复的运动防护师,需要具备医学、解剖学、运动生理学等专业知识与训练,才能协助运动员在最短时间内恢复到伤前状态。

随着现代竞技体育水平的飞速发展,世界纪录不断被刷新,人的潜能不断被发掘,越来越多的运动项目成绩已接近人体生理极限。而运动员要想提高运动成绩,赶上和超过世界先进水平,就必须承受日益增大的训练运动量,高强度训练,以及极限强度训练已成为一种趋势。在这种形势下,训练科学化的要求就愈来愈高。目前,美国运动防护师协会将运动防护师的工作分为五大领域:预防运动损伤;运动损伤的辨别、评估与紧急处理;运动损伤后的治疗、康复与体能调整;健康管理;专业发展与责任。

一、预防运动损伤

预防胜于治疗。预防运动损伤涵盖运动防护过程模式的"早期诊断"与"特殊防护"部分。运动防护师针对运动员在从事特殊的活动时,身体和环境与该项活动可能衍生的危险因子进行监控,以减低运动损伤发生的概率与严重程度。具体包括:运动前健康检查、运动机能评估、气温等环境监测、应用贴扎或护具、体能调整等。

各个运动项目有其运动特点,每个项目常见的运动损伤也不一样,运动防护师除了需要了解自身服务的运动项目特点和常见损伤的病理机制、症状诊断和防治措施以外,还需要从运动生理学、运动力学、训练法等分析可能威胁运动员身体健康的风险因子,进而改善以达到预防的功效,包含训练前的健康检查与疾病筛检、提供个别化的运动护具与贴扎、运动环境安全性检查、运动员体能训练等。

训练前的健康检查与疾病筛检是为了确定运动员的全身健康状况。判定运动员的身体发育和成熟程度、确定其能否参加体育锻炼及选择合适的运动项目。对运动员参加何种竞技运动进行分级、对如何提高他们的健康水平和今后锻炼的注意事项提出忠告和建议。了解被检者的身体特点,有利于运动员选材。通过对体检材料的前后对比,为评价教学和训练水平提供客观的依据。一般人常认为:有气喘病、心脏病或糖尿病等就不适合从事剧烈运动。其实在良好的监控下,患有这些疾病的人仍有机会在运动场上展现自己。遇到这种情形,训练时运动防护师便需要特别留心这些选手,若发现运动员出现不适等征兆时,就要立即停止训练,必要时协助他们找专科医师做进一步的检查。

在协助运动员选择个别化的运动护具与贴扎方面,运动防护师可以在训练或比赛前为运动员选择适合的护具,也可以针对运动员的需求与旧伤的情形,实施个别化的运动贴扎,尽可能把受伤的风险减到最低。

运动环境安全性也是预防损伤的重要环节,因此运动防护师必须在训练与赛前检查环境有无威胁运动员健康的因子。例如,足球场的草地有无容易造成脚踝扭伤的坑洞、运动员身上的装备如鞋子的大小弹性与球具等是否符合人体工学或已老旧需要更换、气候温湿度过高可能产生的热疾病、水分的补充方式等,都是运动防护师需要为教练及选手安全把关的事项。

对运动员体能状况如心肺功能、肌肉适能和柔软度等,是否有能力应付训练及比赛需求来说,运动防护师要具备分析运动专项需求的能力。例如,柔道运动是两方对抗的运动项目,若某位选手的肌力与同量级对手的肌力有落差,较弱一方的受伤机会就可能提升。因此,运动防护师可与运动科学人员合作,为选手设计体能检测方法,提早发现不足之处,一则可以提供给教练作为加强训练的参考,二则可作为运动防护师针对个别选手设计补充训练课表的依据。

二、运动损伤的辨别、评估与紧急处理

纵使有完善的预防措施,也无法完全杜绝运动损伤的发生,在挑战极限的竞技运动中更是如此。运动损伤的辨别、评估与紧急处理主要集中在运动防护过程模式的"降低损害"部分。运动防护师需要熟悉问诊、理学检查、功能测试与病历纪录,分辨可能的伤害,评估其影响,做出适当的处置。这部分与医师类似,但运动防护师仅做急救处理,而非医师权责的诊断与开处方。

平时训练或比赛时,现场未必有医师或其他会急救的医疗专业人员,运动防护师必须担任第一线处理受伤运动员或运动参与者的角色,这也是《全民健身条例》对运动防护师专业救助能力的基本要求。当接触受伤的选手时,运动防护师必须有伤害评估,如病史询问、视诊、触诊、关节活动度检查、神经学检查、循环系统检查、功能性活动测试的基本能力。若需要紧急处理或转诊,运动防护师也必须当机立断,减少可能的疼痛、肿胀或出血,并防止二次伤害或恶化。

在剧烈身体碰撞的运动中,肢体损伤或骨折,甚至心脏停止跳动都可能发生,因此,对运动防护师在运动场上急救能力的严格要求是必要的条件。运动场上的急救,在基本技术要求上不低于一般的急救,甚至可能使用较一般急救先进、便捷的器材。以心肺复苏术(CPR)为例,一般的体育专业人员只需要求有红十字会救护技术合格的水平,而运动防护师就应该合乎美国心脏医学会(AHA)专业知识的要求,因为运动防护师是以此为业,而不只是顺手施救的善心人士。美国与我国台湾地区逐步要求运动防护师也需要先取得医疗救护员(EMT)的资格后,才能参加运动防护师资格考试。

在体育运动场域,运动防护师往往会是体育医务的主要决策核心,任何一个不当的判断都可能造成永久的遗憾,无论是同意上场而造成的终身残疾甚至死亡,还是不同意上场而导致失去一生仅有的一次机会。所以不能不要求运动防护师自身的评估水平与处理技术必须到位。

三、运动损伤后的治疗、康复与体能调整

运动损伤后的治疗、康复与体能调整是运动防护过程模式的"治疗康复"部分。要求运动员每日到医院进行康复治疗在实施中也存在困难,运动员伤后到回场训练、比赛前的体能调整,也是理疗师与教练不好掌握的部分。运动防护师可依医师要求对运动员进行仪器治疗与运动治疗,加速运动员康复,并将运动员调整至可接受教练指导的状态。

运动员受伤后不论是否经过手术,都需要康复与体能训练协助他们恢复受伤前的运动能力。运动防护师与康复师工作领域不同,在专业应用上也有相当程度的差异,一个是回到常人的日常生活,一个是回到运动场参与竞技。

运动医疗团队中的各个专业人员彼此分工合作,医生诊断并提供后续治疗的建议,康复师负责术后或康复运动与仪器治疗,协助受伤运动员的身体状况恢复到可以应付日常活动的强度和机能。但不同的运动员因专项的特殊性,必须再经过针对个别需求设计的运动治疗、运动处方、功能性训练,甚至体能训练,以协助他们重获本体感觉、肌力、肌耐力、爆发力、心肺耐力、敏捷性、协调性等,并调整受伤后的心理状况,才能重拾运动场上的能力,也才能安全地把运动员交回教练的手中接受常规训练。

运动防护师对人体的了解、专项需求及训练的知识,是运动员康复计划中不可或缺的一部分。在国际上,运动防护师取得美国体能协会体能训练师资格几乎已是常态。然而由于运动防护师要求必须经过完整的大学专业训练,所以能考体能训练师的,未必能考运动防护师。只有运动防护师兼具体能训练师资格,而没有体能训练师兼具运动防护师资格。

四、健康管理

现代的医疗服务已经由医师独大转为链状结构,甚至是网状结构。运动防护师正是运动员与运动队联系整张医疗网的关键。透过运动防护师,运动员可以有效地使用医疗资源,减低信息不对称的影响。另外,导入公共卫生的知识,确保相关人员的健康,建立紧急应变计划,预防传染病等都是此领域的要点。

运动防护师可根据教练员每个阶段、每个周期训练要实现的目标,进行科学的研究与探索,充实和发展相关的医学措施,以保障运动员系统训练的进程顺利进行,使比赛赛出好成绩。如:怎样提高运动员机体的承受能力,突破生理极限,使运动成绩上一个台阶;怎样使赛前需要快速减体重的运动员,既降下体重又不影响体能,等等。这些都需要队医深思熟虑去研究、探索、实施。

当运动防护师所照顾的运动员出现生理或心理的不正常征兆时,需要为他们找寻合适的专业人员,如专科医师、心理咨询师、运动科学人员、体能训练师、营养师等,协助后续的检查、治疗与咨询。运动防护师平时也要提供最新医疗资讯给运动员及教练,让运动团队的成员了解运动防护处理与保健的观念。也要推广与宣传这些信息给喜爱运动的一般人群,落实运动健康、健康运动的概念。运动防护师每日也要做详细的伤害记录,并向教练报告,以及负责运动防护及训练器材的预算管理和购买等行政工作。

五、专业发展与责任

一个专业的发展是所有专业人员共同的责任,运动防护师自 1881 年开始在美国发展,至今发展 130 多年,形成今天这样的规模与专业地位就是一代代运动防护师辛苦付出的成果。运动防护专业的发展离不开运动防护师,这就要求运动防护师必须不停充实新的专业知识来提高自己的业务水平,掌握本学科最前沿的研究成果,提高专业建设能力。不能满足现状,而要勇于探索、勇于创新、勇于在教学过程中实践,以适应时代发展的需要。此外,要遵守法律与道德规范,确保专业性与精熟度,以保护运动员、运动参与者和公众的权益。由于运动防护仍为新兴的专业,要加强运动防护知识的宣传,让更多的人了解与接受运动防护知识。

课后作业

1. 什么是运动防护?
2. 试述运动防护过程模式。
3. 运动防护师的工作内容有哪些?

第三章 运动损伤现代诊断技术及常用治疗技术

学习目标

掌握运动损伤的基本检查方法；

掌握运动损伤的常用治疗技术；

熟悉运动损伤的现代诊断技术。

本章提要

本章汲取了我国医学宝库的理论与实践经验，结合现代临床医学知识，归纳、介绍了运动损伤的现代诊断技术，包括运动损伤的一般检查、关节运动功能检查、运动损伤特殊检查方法。同时总结了运动损伤的常用治疗技术，包括包扎法、止血法、骨折的治疗方法、药物疗法、拔罐疗法、物理疗法、固定疗法、针灸疗法、推拿疗法、肌内效贴扎技术等常用技术。

关键术语

损伤　诊断　治疗

第一节　运动损伤的一般检查

正确地诊断运动损伤，需要掌握必要的检查方法。运动损伤检查方法大致与骨科检查原则相同，但运动损伤与一般骨科创伤的致病原因和发病特点有所不同，因此本节重点介绍一些常见的运动损伤及其鉴别诊断时需要注意的一些检查方法。

一、病史采集

病史采集时，首先应了解伤情，迅速加以分析，确定损伤性质、部位、范围，以便进一步重点检查，进而了解受伤者从事的运动项目、专项训练的年限及有无受伤史。需要详细记录受伤经过、受伤时间、受伤原因、受伤动作、伤员的自我感觉等。此外，还应详细询问训练或比赛组织得是否合理，场地卫生要求如何，对手动作粗野程度，等等。

（一）受伤时间

一般认为骨折、脱位在3周以内为新鲜损伤，超过3周者属于陈旧性损伤。而软组织损伤，则以3天以内为急性期，3天到3周为亚急性期，3周之后为陈旧性损伤。上述时间为一般性规律，具体损伤的周期性变化还应根据伤者年龄、伤情、处理情况等多种因素进行综合判定。

（二）受伤原因

明确受伤外力性质（直接外力或间接外力）及外力的大小、方式和作用部位。如肩关节疼痛，应明确其发生是因练习吊环的转肩动作过多所致，还是因投掷姿势不正确而致伤等。

（三）伤后表现及处理情况

损伤后症状、体征出现时间，急救处理方法，治疗效果。

（四）病史

病史中应记载有无其他疾患和陈旧性损伤，通过病史了解运动员目前的训练情况，以及外伤对运动技术的妨碍程度。例如，髌骨软骨病的病人常常主诉不能半蹲但可以全蹲，准备活动时疼痛加剧而运动时疼痛减轻等症状。这些病史对正确诊断创伤很有帮助，而且对以后的训练安排，也有一定的参考价值。

二、全面体格检查

运动创伤一般都是局部损伤，往往容易忽视全面体格检查。但确有一些伤病与其他内脏器官有密切关系。例如：腰痛可与胃肠道疾患、风湿病、月经不调、神经科疾患、铅中毒、肾脏病等有关；肩痛可与神经、心脏、肝脏疾患等有关；足踝伤病可与血管神经性疾患有关。

另外，还有许多腰酸腿痛与姿势不良引起的劳损有关，例如，扁平足就可以引起膝痛、腰背痛，甚至引起颈部痛，因而在检查时切不可仅限于局部，否则会延误诊断。

首先要检查和记录体温、脉搏、呼吸及血压等基本体征。然后按头、胸、腹、盆腔顺序检查重要脏器情况。充分了解伤病的演变情况，对与伤者症状相关的系统和脏器要详细检查，包括有鉴别诊断意义的阴性体征，也应检查和记录。

三、局部检查

局部检查有望、触、叩、听、运动、测量、特殊体征检查等七项，依次进行。检查力求准确，记录要规范化。

（一）望诊

中医四诊"望、闻、问、切"，西医四诊"望、触、叩、听"，无论中医还是西医都把望诊放在第一位，望诊对运动损伤的诊断有着重要的意义。

（1）观察伤者的发育、营养、身材和体型。肥胖人易患骨性关节炎，而类风湿性关节炎和强直性脊柱炎者多瘦弱。

（2）观察伤者行走、站立、蹲起、坐卧的动作、姿势、节律，以及一些日常动作如穿衣、上下楼等的状况。

（3）观察伤者局部有无肿胀、畸形、萎缩、突起、凹陷、异常活动、皮肤瘢痕、静脉曲张及皮肤颜色变化等。应准确形象地描述畸形及肿胀或肿块的部位、性质、形状、大小及变化等。注意两侧对比，必要时应重复检查。

（二）触诊

触诊是检查运动损伤的重要手段,但要求检查者须熟悉解剖、骨性标志、组织深浅关系等。

1. 压痛点

压痛点是许多伤病的主要诊断依据。检查压痛点时,应先令伤者指明疼痛位置,检查者用拇指按压,应当从远及近、由轻到重,多方向重复按压以求定位准确,结合所施压力轻重推断伤病位置的深浅。不应一开始就按压最明显的压痛点,以免造成剧烈的疼痛,使伤者产生恐惧而影响其他检查,难以准确反映病情,医生也不便于对照比较。必要时还可以在压痛处施以层次不同的封闭,既可以缓解疼痛,又能协助诊断。有时检查压痛点需要配合某些活动,可使疼痛加重或减轻,有助于明确病变的部位。还应注意压痛是否伴有放射痛,或牵涉其他部位的症状。

2. 肿胀及包块

通过触摸明确肿胀及包块的边界、大小、硬度、数目及其与周围组织的关系,有无波动感等。

3. 皮肤

检查其温度、弹性、硬度、瘢痕及有无粘连、出汗情况等。

4. 异常感觉

如关节囊厚韧、皮下捻发音、骨擦音、关节错动等。

（三）叩诊

在运动损伤的检查中,叩诊应用虽然不多,但对某些伤病具有鉴别诊断的意义。其主要方法有以下两种。

1. 纵轴叩击痛

远离伤病处沿肢体纵轴叩击,软组织损伤多无轴向疼痛,而骨折则可引起疼痛。

2. 局部叩痛

用于探查深部伤病。若压痛不明显而叩击痛明显,提示病变部位深;反之,压痛明显而叩击痛不明显,则病变部位浅。另外,还用叩诊来检查腱反射等。

（四）听诊

1. 骨摩擦

骨折断端如果彼此相互摩擦,则可产生一种粗糙的声音或感觉。由于骨膜十分敏感,故骨摩擦时会加剧病人痛苦,甚至造成继发损伤,因此,检查者不应以寻找骨摩擦音而给伤者造成痛苦,只作为检查过程中诊断骨折的可靠依据。

2. 骨传导音

多用于判断长骨有无骨折或骨折愈合情况。把振动着的音叉放在两侧肢体末梢对称的骨隆起部,或用叩诊锤叩击该部,同时用听筒在肢体近端的骨隆起部听骨传导音的强弱,与健侧对比其音调,判断是否正常。

3. 关节活动响声

检查者一手触摸所检查的关节,另一手使其被动活动或令其主动活动。正常关节活动时响声,多为关节从静止位刚开始活动时出现,声音清脆、短促,常随活动可自然消失或改变,属于生理性响声。

4. 摩擦音

摩擦音发生于腱鞘或腱围。柔和微细的关节摩擦音,提示关节软骨面轻微的不光滑;粗糙的关节摩擦音通常表示骨性关节炎;尖细清脆的"咔嗒"声,提示关节内有活动体、移位的软骨或损伤的半月板。另外,还有发生于关节外肌腱或韧带与骨突处摩擦而引起的粗钝响声,即所谓"弹响"。

四、现代检查方法

(一)X 光片临床诊断

X 光片临床诊断是临床上最常用的检查方法,优点是分辨率相对较高,可观察微小病变和有客观记录,便于会诊和复查对照。

(二)CT 临床诊断

螺旋 CT 扫描是当前应用 CT 机的代表。它在不损失空间分辨率和密度分辨率的情况下,大大缩短了扫描时间,增大了扫描范围。可观察到脊柱病变,脊柱外伤的 CT 表现,包括单纯压缩骨折、爆裂骨折、骨折脱位和复杂骨折等。

(三)MRI 临床诊断

磁共振成像扫描是一种可以对人体进行解剖学、病理学、分子学分析的有效检查工具,可观察脊髓脊柱疾病、关节疾病、脑外伤疾病、血管性疾病等。

(四)核医学临床诊断

核医学临床诊断是用放射性核素诊断、治疗疾病和进行医学研究的医学学科。一次成像完成采集、显示全身各部位的放射性分布,形成一帧完整影像。常用于全身骨骼显像、全身骨髓显像、肿瘤病灶全身转移显像等。

(五)超声诊断

超声诊断是利用超声波的物理特性和人体器官组织声学特性相互作用产生的信号,将其接收、放大和信息处理后形成图形、曲线或其他数据,以此进行诊断。

(六)肌电图

肌电图(EMG),应用电子学仪器记录肌肉静止或收缩时的电活动,及应用电刺激检查神经、肌肉兴奋及传导功能的方法,是记录神经和肌肉生物电活动以判断其功能的一种电诊断方法。

(七)表面肌电图

表面肌电图是一种无创的、操作方便的神经肌肉功能检查方法,因其不受体位、姿势等影响故又称动态肌电图。表面肌电图具有无创、操作简单、易于接受等特点。目前,表面肌电图已广泛应用于运动医学、康复医学、脊柱外科等方面的神经肌肉功能检查,在相关疾病的诊治方面具有重要价值。

(八) 关节造影

关节损伤和疾患比较多见,但对一些没有肯定症状和体征的临床诊断常遇到困难。单靠临床检查诊断也往往不够正确。采用关节造影可以提高其诊断准确率。造影可用气体或碘液,但目前多用二者并用的关节双重对比造影,反差大、对比度强,容易显示关节内的病损变化。

(九) 关节镜探查

关节镜是一种观察关节内部结构的直径 5 mm 左右的棒状光学器械,是用于医师诊治关节疾患的内窥镜。

第二节 关节运动功能检查

一、关节的运动形式

人体关节运动是环绕某个轴来进行的。人体关节运动可分为以下四种。

(一) 屈、伸运动

屈、伸运动指运动环节绕额状轴在矢状面内所进行的运动,向前运动为屈,向后运动为伸(膝关节相反)。

(二) 水平屈伸

上臂在肩关节或大腿在髋关节处外展 90°,绕垂直轴在水平面内运动,向前运动为水平屈,向后运动为水平伸。

(三) 外展、内收

运动环节绕矢状轴在额状面内进行的运动,环节末端远离正中面为外展,靠近正中面为内收。手指则以中指为标志,远离中指为外展,靠近中指为内收。

(四) 旋转运动

运动环节绕其本身的垂直轴在水平面内进行的运动,由前向内的旋转为内旋,在前臂称为旋前;由前向外的旋转为外旋,在前臂则称为旋后。

二、关节的运动范围

检查关节运动时,一般先检查主动运动,后检查被动运动,必要时还检查抗阻运动。一般在实施主动运动和被动运动检查后,可以初步得出以下结论。

（1）主动运动及被动运动均有障碍，可能由于关节内卡阻或粘连，或关节外软组织挛缩、粘连、钙化等。

（2）主动运动有障碍而被动运动无障碍者，可能是由于肌肉无力、肌腱断裂、神经麻痹等。

（3）被动运动有障碍而主动运动无障碍，通常这种情况是伤者疼痛恐惧而引起的，或者表现在癔症、拒诊等情况。

（4）抗阻运动检查是一种特殊的关节运动范围检查法，不但对诊断肌肉、肌腱损伤有帮助，而且对评估关节功能、神经支配、肌肉力量及其恢复预后也很重要，是检查运动损伤常用的方法。例如，检查肱二头肌长头腱损伤时的屈肘前臂旋后抗阻试验和肩袖损伤时出现的肩关节的落臂试验等，均属于抗阻运动检查方法。

三、关节活动度检查方法

关节活动度检查是肢体功能检查中最常用的项目之一。但是，正常人因年龄、性别、职业、生活方式及锻炼程度不同，关节运动范围可有所差别。因此，关节活动度的检查最好要进行受试者自身肢体的左右对照。其具体检查方法主要有以下几种。

（一）通用量角器检查法

通用量角器由圆规加一条固定臂及一条移动臂构成，使用时首先使身体处于检查要求的适宜肢体位置，使待测关节按待测方向运动到最大幅度，把量角器圆规的中心点准确地放置到代表关节旋转中心的骨性标志点上并加以固定，把固定臂按要求对向另一骨性标志或沿一端肢体的纵轴放置，或处于垂直或水平的标准位置，再把移动臂对向另一端肢体上的骨性标志或与此端肢体纵轴平行放置，然后读出关节处的角度。

通用量角器检查法历史较久，为一般医务人员所熟悉，但有一定的缺点，如量角器中心及两臂放置位置不易精确定位，可能顾此失彼，不易固定，因而产生误差。同时量角器中心放置标志不密切符合关节旋转中心，使测试结果不尽合理。

Moore 提出的改良方法，即不用关节旋转中心标志，只要求放准固定臂和移动臂的方向，一般是分别与关节两端肢体纵轴平行，固定臂有时也与垂直线或水平线相吻合，量角器的中心可自然与关节的功能轴心相符合。Moore 的修正法避免了上述的缺点，但量角器的两臂放置位置只凭估计仍可产生一定误差。

（二）方盘量角器检查法

方盘量角器其结构为一正方形，正面有圆形刻度的木盘，其中心有一可旋转的指针，后方再加把手构成，指针由于重心在下而始终指向正上方。使用时使待测关节的一端肢体处于水平位或垂直位，另一端肢体在垂直于地面的平面上做待测方向的运动至最大幅度，以方盘量角器的一条边紧贴运动端肢体，同时使"0"点对向规定方向，即可在刻度盘上读得关节所处角度。方盘量角器检查法避免了前述通用量角器检查法的缺点，其结果较为精确合理。

（三）常用各部位及关节的活动角度范围

常用各部位及关节的活动角度范围详如图 3-1 所示。

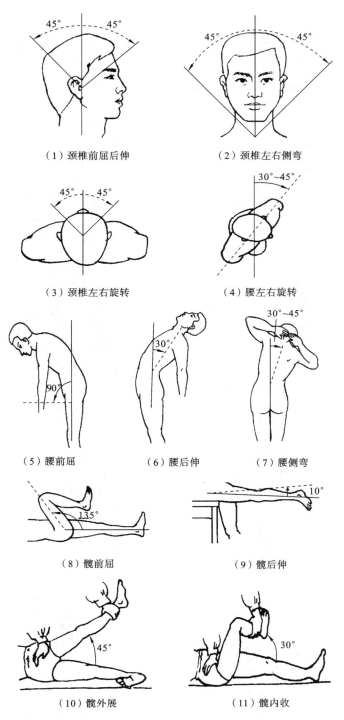

（1）颈椎前屈后伸　　　　　　　（2）颈椎左右侧弯

（3）颈椎左右旋转　　　　　　　（4）腰左右旋转

（5）腰前屈　　　　（6）腰后伸　　　　（7）腰侧弯

（8）髋前屈　　　　　　　　　（9）髋后伸

（10）髋外展　　　　　　　　（11）髋内收

图 3-1　常用各部位及关节的活动角度范围

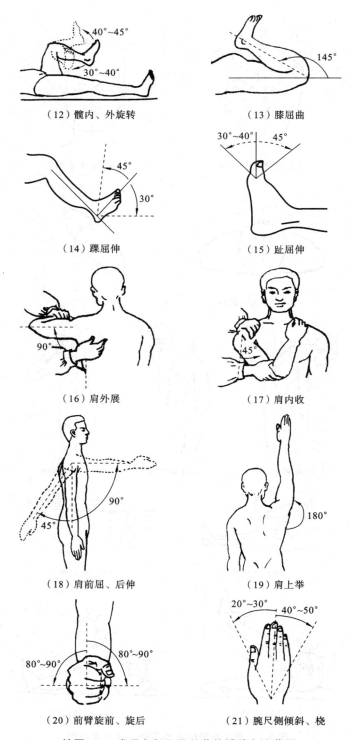

（12）髋内、外旋转

（13）膝屈曲

（14）踝屈伸

（15）趾屈伸

（16）肩外展

（17）肩内收

（18）肩前屈、后伸

（19）肩上举

（20）前臂旋前、旋后

（21）腕尺侧倾斜、桡

续图 3-1　常用各部位及关节的活动角度范围

（1）颈椎活动范围：前屈、后伸、左右侧弯及旋转各约 45°。

（2）腰椎活动范围：前屈 90°，后伸 30°；左右侧弯各约 30°～45°；左右旋转各约 30°～45°。

（3）髋关节：前屈 135°，后伸 10°；外展 45°，内收 30°；外旋 40°～50°，内旋 30°～40°。

（4）膝关节：屈曲 145°，伸直为 0°，女性可以过伸 10°左右。

（5）踝关节：跖屈 45°，背伸 30°。

（6）跖趾关节：跖屈 30°～40°，背伸 45°。

（7）肩关节：前屈 90°，后伸 45°；外展 90°，上举可达 180°；内收 45°；内旋及外旋各约 45°。

（8）肘关节：前屈 150°，伸直为 0°，但女性可能后伸 10°；前臂旋前及旋后各约 80°～90°。

（9）腕关节：掌屈 60°，背伸 60°；尺侧倾斜 40°～50°，桡侧倾斜 20°～30°。

第三节　运动损伤特殊检查方法

一、颈部损伤的特殊检查法

（一）椎间孔挤压试验

伤者坐位，头稍后仰并向患侧屈曲，下颌转向健侧，检查者用手按压其头顶，如果引起颈痛，并向患侧上肢放射为阳性。见于颈椎椎间盘突出症或神经根型颈椎病。其机理在于通过侧弯后伸使椎间孔缩小，挤压使椎间孔更加狭窄，加重对颈神经根的刺激，引起放射痛。

（二）分离试验

伤者坐位，检查者一手托下颌，一手托其枕骨部，用力向上牵引，若患侧颈、肩、臂、手疼痛或麻木减轻，即为阳性。临床意义与椎间孔挤压试验相同。其作用是拉开狭窄椎间孔，减轻对神经根的挤压和刺激，减轻疼痛。

（三）颈神经根牵拉试验

颈神经根牵拉试验又称为拉塞格试验（Lasegue 氏征）。伤者坐位，检查者立于患侧，一手置于患侧头部，另一手握腕部做反向牵引，如果出现手指麻、疼痛即为阳性。试验机理为牵拉神经根，观察有无反射性串痛，见于颈椎病、颈神经根炎等。

（四）吞咽试验

伤者坐位，令其做吞咽动作，若出现吞咽困难或颈部疼痛为阳性。如伤者能准确说出平日吞咽长时有疼痛，也为阳性。主要是因颈椎骨折、脱位、颈椎结核、肿瘤等，引起软组织肿胀，造成吞咽困难或疼痛。

二、腰部损伤的特殊检查法

（一）直腿抬高试验

伤者仰卧，两腿伸直，分别做直腿抬高动作，然后再被动抬高。检查者一手按住其膝盖，确保膝伸直位;另一手托住其足跟使腿逐渐抬高。通常抬腿可达 70°以上,若达不到上述角度,而且沿坐骨神经有放射性疼痛者为阳性。提示坐骨神经受压,由于直腿抬高时坐骨神经较为紧张,从而加剧神经根的压迫程度,常见于腰椎间盘突出症。此检查为所有坐骨神经紧张试验之基本试验,但需要排除腘绳肌和膝关节囊牵拉所造成的影响。

所记录的直腿抬高的度数,或足跟与床面的距离可表示伤病的程度,抬高受限越明显则坐骨神经受压越严重。

(二)直腿抬高加强试验

直腿抬高加强试验又名直腿抬高屈踝试验,在上述直腿抬高的同一高度,当患者不注意时,突然足背屈,此时因坐骨神经更为紧张,引起大腿后侧的剧烈疼痛,借此可与髂胫束及腘绳肌造成的直腿抬高受限进行鉴别。由于屈踝时,可加剧坐骨神经及腓肠肌紧张,对小腿以上筋膜则无影响。

(三)屈膝髋试验

伤者仰卧,检查者使其两膝、髋尽量屈曲;然后向头部推,再往下压,使臀部离开床,使腰骶部发生前屈运动。下腰部软组织劳损或腰骶椎有病变时则感到疼痛,为屈膝髋试验阳性。

(四)拾物试验

一般用于小儿腰部前运动检查,因小儿不易合作,故采用拾物试验。嘱伤者站立位,从地上拾物,正常为两膝关节微屈,弯腰俯地将地上东西拾起,如果腰部有异常,可见两膝关节完全屈曲,腰部挺直用手去靠近地上的东西,说明脊柱僵硬或活动脊柱时疼痛。

(五)俯卧背伸试验

伤者俯卧位,两腿并拢,两手交叉于颈后,检查者按住其双腿,令伤者主动抬起上身,检查者再加压力于背部,使其抗阻力背伸。背肌或腰椎小关节病变时,有疼痛感者为阳性。

(六)直腿抬高健肢牵拉试验

患肢做直腿抬高试验呈阳性时,固定其躯干,再用力向下牵拉健肢,若患肢疼痛减轻或可再抬高,则说明脱出之腰椎间盘可移动,牵引治疗有效。若不能升高,则腰椎间盘可能有粘连或固定性突出。

(七)屈颈试验

屈颈试验又称为 sote-hall 氏征。伤者仰卧,检查者一手按定其胸骨不动,另一手托其头部枕后,缓慢用力使伤者头部前屈,如果出现腰痛及坐骨神经痛即为阳性。若引起坐骨神经痛,提示有神经根受压;若脊柱局限性疼痛,提示该处有骨折或韧带损伤。

(八)仰卧挺腹闭气试验

操作程序按病情不同,分为以下四步:

第一步,伤者仰卧,两手置于腹部,以枕部及两足跟为着力点,将腹部及骨盆用力向上挺起,伤者即感腰痛或患肢放射痛为阳性,若此时疼痛与放射部位不明显,则可进行第二步试验。

第二步,伤者仍维持挺腹姿势,深吸气后,停止呼吸,用力闭气直至脸部潮红 30 s 左右,患肢有放射痛为阳性。

第三步,在挺腹姿势下用力咳嗽,若患肢有放射痛为阳性。

第四步,在挺腹姿势下,检查者用两手加压两侧颈静脉,若患肢有放射痛为阳性。

以上操作依次进行,若出现就不必再进行下一步检查。

其机理为胸腹内压增加,从而使椎管内压力上升,若已有神经根受压则加重刺激而发生疼痛。

(九) 股神经牵拉试验

伤者俯卧,下肢伸直,检查者一手将伤者骨盆按压固定,另一手握其患肢踝部,屈膝伸髋,将大腿向后牵起。若大腿前方放射痛为阳性,表示有股神经受压,可能有腰椎间盘突出。

(十) 梨状肌紧张试验

伤者仰卧位,患肢伸直,被动内收内旋,或在此体位再令其做外展外旋抗阻运动。若有坐骨神经放射痛,令其放松,迅速做被动外展外旋,疼痛缓解,即为阳性。提示梨状肌损伤。

三、骶髂部损伤的特殊检查法

(一) "4"字试验

"4"字试验又称为屈展旋伸试验,伤者仰卧,将患肢的足部放在对侧膝关节处,此时患肢髋关节处于屈曲、外展、外旋位。若腹股沟部疼痛,表示病变在髋关节或在髋部周围的肌肉。当该髋关节屈曲、外展、外旋达到最大限度时,股骨与骨盆已相对固定,此时,可把一手放于屈曲的膝关节处,另一手放于对侧髂前上棘前面,然后两手向下压,这样可把力量加在骶髂关节上使其产生活动,在检查中,若伤者诉疼痛加重,病变可能在骶髂关节处。此试验不仅可以检查髋关节,还可以检查骶髂关节。

(二) 床边试验

床边试验又称为骶髂关节旋转试验,伤者仰卧位,将双腿屈曲靠近胸部,然后将伤者移至床边,一侧臀部放在床外,嘱伤者将外侧的腿放在床边下垂,另一腿仍屈曲,检查者一手按住健侧膝部以固定骨盆,另一手把患腿移至床外并使其过度后伸,如骶髂关节痛即为阳性。表示骶髂关节扭伤劳损,或患有类风湿性关节炎。

(三) 单腿跳跃试验

伤者站立,先用健肢,后用患肢做单腿跳跃,若骶髂部疼痛或不能跳起为阳性。提示骶髂关节错缝或其他病变。

(四) 提腿伸髋试验

提腿伸髋试验又称为提腿试验、伸髋试验,伤者俯卧,检查者一手按压骶髂关节,另一手握住患侧踝部或托住膝部,将患侧大腿向上提起,使髋后伸,若骶髂关节有伤病,则产生疼痛。

（五）坐位骨盆旋转试验

伤者坐位，两膝靠拢；检查者用两大腿内侧夹住其两膝稳定骨盆，再用两手扶住伤者双肩，使其躯干左右旋转活动，骶髂关节有疾患则病侧发生疼痛。

（六）骨盆分离试验

伤者仰卧位，检查者双手分别按压在左右髂前上棘处，用力向外侧分开，患处引起疼痛为阳性。见于骶髂关节伤病、耻骨联合炎症等。

四、肩部损伤的特殊检查法

（一）杜加氏征

杜加氏征又称为搭肩试验，正常人将手放在对侧肩上，肘能贴胸壁。肩关节前脱位则内收受限，伤侧的手放到对侧肩上则肘不能贴胸壁；若肘贴胸壁则手不能放到对侧肩上，此为阳性。

（二）肱二头肌长头腱紧张试验

肱二头肌长头腱紧张试验又称为叶加森试验。患肢肘关节屈曲90°，前臂置于旋前位，抗阻下用力旋后屈肘，若肱骨结节间沟部疼痛为阳性，表示肱二头肌长头肌腱损伤或腱鞘炎。

（三）恐惧试验

检查者立于患侧，一手固定肩部，一手握持前臂，被动外展、外旋患臂，伤者面部表现出惊恐或恐惧的表情，并抵抗进一步的活动，则为阳性。说明有习惯性肩关节脱位。（上述位置是肩关节易脱位之位置。）

（四）落臂试验

先将患肢被动外展90°，然后令伤者主动慢慢放患肢到体侧，若患肢突然下落，不能慢慢放下，即为阳性，为肩袖损伤的体征。

（五）痛弧试验

伤者肩外展或被动外展患肢，外展到60°～120°范围时，冈上肌肌腱在肩峰下摩擦，肩部出现疼痛为阳性，这一区域的外展痛称疼痛弧。

五、肘部损伤的特殊检查法

（一）米勒试验

米勒试验（MILL 氏征）又称为网球肘试验。让伤者首先屈肘、屈腕、屈指、前臂于旋前位，检查者使之被动缓缓伸直，如果肱骨外上髁处疼痛为阳性，见于网球肘。

（二）伸腕抗阻试验

伸腕抗阻试验又称柯宗试验（cozen 征）。伤者伤肘微屈，前臂旋前，腕关节屈曲，检查者加外力于腕背侧,令伤者用力背伸腕关节,若肱骨外上髁处痛为阳性。见于网球肘。

（三）抗重力伸肘试验

伤者立位,弯腰,上臂侧平举(掌向上),主动伸肘,不能完全伸直(无力)或同时肘后疼痛为阳性。表示肱三头肌止点部断裂,或尺骨鹰嘴处可能有撕脱性骨折。

（四）肘后三角与肘直线

肘关节屈曲时,肱骨内外上髁和鹰嘴的最高点呈等腰三角形,顶尖向下。当肘伸直时,三点在一直线上。肘关节脱位时,三角形的尖端变为向上;如果是侧脱位,三角形的腰线不等长。

（五）肘关节副韧带检查

首先,伤者将肘伸直,检查者一手推住肘的外侧,另一手使前臂外展,内侧出现疼痛为阳性,表示内侧前束副韧带撕裂,如开口感活动无阻力,为内侧前束断裂。

再次,伤者将患肘屈曲90°,同样按上述方法检查,内侧痛为阳性,表示内侧后束副韧带撕裂,如果开口感活动无阻力为内侧后束断裂。

同样方法,可以检查肘关节外侧副韧带。

（六）肘外翻挤压试验

将肘伸直,或屈曲150°,然后用一手抵住肘外侧做支点,再将前臂外展,若肘外侧出现挤压痛即为阳性。多属肱骨小头剥脱性骨软骨炎或滑膜炎。桡骨小头骨折也可呈阳性。

六、腕手部损伤的特殊检查法

（一）屈拇指握拳尺偏试验

患手拇指屈曲,其余四指包住拇指、握拳,腕主动或被动尺侧倾斜,桡骨茎突处出现疼痛为阳性。提示为桡骨茎突部狭窄性腱鞘炎。

（二）三角纤维软骨盘挤压试验

检查者一手握住伤者前臂下端,另一手握住患手,使腕关节做极度屈曲、旋前和尺偏,形成旋转挤压的力量,腕关节尺侧痛为阳性。或者腕背伸尺偏做支撑动作时,尺骨远端侧方引起疼痛为阳性,提示腕关节三角软骨盘损伤。

七、髋部损伤的特殊检查法

（一）髋屈曲挛缩试验

髋屈曲挛缩试验又称为托马斯氏征,伤者仰卧,尽量屈曲健侧髋膝关节,使大腿贴到胸壁,使腰部紧贴于床面上,再让伤者伸直患肢,如患肢不能平放于床面上或平放于床面上时出现代偿性腰部前突,即为阳性,说明该髋有屈曲挛缩畸形,髋关节强硬强直,如结核、类风湿性关节炎、髂腰肌炎等。患肢大腿部与床面形成的角度,可被视为髋屈曲畸形的角度。

（二）单足站立骨盆倾斜试验

本试验是评价臀中肌肌力和先天性髋关节脱位的方法。检查者站立于伤者后面，观察髂后上棘上方的皮窝。正常时，两腿平均负重，两侧皮窝呈水平位。然后让伤者单腿站立，保持身体直立。当一腿离开地面时，负重侧的臀中肌立即收缩，将对侧骨盆抬起，表明负重侧臀中肌肌力正常，若不负重侧的骨盆不能抬高，甚至下降，则意味着负重侧的臀中肌无力或功能不全，或为先天性髋关节脱位。如果双侧该征阳性，则行走时上身左右摇摆，呈"鸭步"状态。

（三）下肢短缩试验

下肢短缩试验又称为艾利斯氏征，伤者仰卧，两腿并拢屈髋、屈膝、两足并齐，观察两膝高度，若患腿低落则为阳性。说明肢体短缩，表明该侧髋关节后脱位，或股骨，或胫骨，某一骨有骨折短缩。

（四）推拉试验

推拉试验又称为套叠征，或望远镜试验。伤者仰卧，伸直下肢；检查者一手的手掌固定其骨盆，其指端须触及同侧大粗隆处，另一手握大腿膝，反复上推下拉，如有过多的上下活动移位为阳性，见于髋脱位。

（五）过伸试验

过伸试验又称为腰大肌挛缩试验。伤者俯卧，患膝屈曲90°；检查者一手握踝部将下肢提起，使髋关节过伸，若骨盆随之抬起为阳性。说明髋关节不能过伸，见于腰大肌损伤，腰大肌脓肿，或髋屈曲挛缩畸形、髋关节早期结核、髋关节强直等。

（六）蛙式试验

蛙式试验又称为双髋外展试验。伤者仰卧，屈髋屈膝，检查者使其两髋关节外展外旋。正常婴儿此时两膝都能接触床面，若不能则为阳性，见于先天性髋脱位。对成人运动创伤检查，在于比较两侧髋关节的外展、外旋程度是否相同。

（七）托踵试验

伤者仰卧，检查者以手托起其患肢足跟，正常者可以足趾向上朝天；若有股骨颈骨折，或股骨粗隆间骨折，或偏瘫伤者则因重力作用足向外旋，为此征阳性。

（八）髋外展试验

伤者侧卧，患侧肢体在上，嘱其自动伸直上侧肢体，然后髋关节外展。臀中肌麻痹或松弛时，即不能完成外展动作而为阳性。

（九）髂胫束挛缩试验

髂胫束挛缩试验又称为欧伯氏试验（Ober试验）。伤者侧卧，健肢在下并屈髋屈膝，以消除腰椎前凸。检查者一手固定其骨盆，另一手握患肢踝部屈膝到90°，并向后方牵引使髋完全伸直，患肢与躯干处于同一直线，正常时其膝可接触床面。如有髂胫束挛缩时，则内收受限,膝不能接触床面或内收时引起腰椎向上方凸;若使膝伸直并迅速去除支持,则因髂胫束紧张,可使患肢被动维持于外展位而不下落,并可在髂嵴与大粗隆间摸到挛缩之髂胫束,均为此征阳性。

八、膝部损伤的特殊检查法

(一)浮髌试验

伤者仰卧,患膝伸直,股四头肌放松,检查者一手掌紧压髌上囊,拇指和食指压迫髌骨两侧,使关节内液体积聚于髌骨之下,用另一手的食指向下按压髌骨,若感到髌骨在叩撞股骨髁后立即弹回为阳性,表示关节内有较多积液。

(二)髌骨磨压试验

伤者仰卧伸膝放松,检查者用手掌按压推动髌骨,使髌骨与股骨间产生摩擦;进而再使其屈伸膝关节,若髌骨间有粗糙的摩擦感并伴有疼痛,表示髌、股间软骨软化或骨性关节炎,或滑膜皱襞嵌顿症等。

(三)伸膝抗阻试验

伤者仰卧屈膝,检查者前臂放于患膝腘窝后侧,另一手按压其小腿前方,给予一定阻力,让伤者主动用力,使膝关节由屈位逐渐伸直,疼痛或打软为阳性。见于髌骨软骨病、伸膝筋膜炎、髌腱腱围炎、股四头肌腱止点末端病、髌骨关节炎等。

(四)推髌伸膝抗阻试验

伤者坐于床边,检查者用一腿压患膝小腿加阻力,用一手肘部置于膝腘窝处,另一手向侧方推髌骨,再让伤者伸膝,如果抗阻试验疼,推髌骨时加重或减轻甚至消失,都为阳性。表明髌骨或股骨关节软骨一侧有病变。

(五)单足半蹲试验

让伤者用患肢支撑蹲起,出现膝痛或膝软即为阳性。见于髌骨软骨病、关节炎、伸膝筋膜炎、髌腱腱围炎、半月板损伤、滑膜嵌顿征等。此试验仅适用于青壮年,老年体弱者难以完成单足半蹲动作。

(六)髌骨抽动试验

伤者仰卧伸膝放松,检查者用手指按压住髌骨上缘,让伤者主动收缩股四头肌使髌骨突然向上滑动,髌、股之间产生摩擦,若髌骨下痛为阳性,意义同于髌骨磨压试验。

(七)髌腱紧张试验

伤者仰卧,患膝伸直放松,检查者按压伤者髌骨下的髌腱,若疼痛,令伤者主动做股四头肌收缩使髌腱紧张,仍有压痛,则病在髌腱;若压痛减轻,为髌下脂肪垫伤病。

(八)侧扳试验

侧扳试验又称为关节分离试验、侧方挤压试验、侧副韧带紧张试验等。伤者仰卧,患膝伸直,检查者一手按住膝关节外侧(或内侧),并向对侧用力推,另一手握住患肢踝部向内侧(或外侧)掰小腿。使内侧或外侧副韧带紧张,如果外侧(或内侧)发生疼痛即为膝外侧(或内侧)副韧带损伤。如果同时松动则为该韧带断裂。由于有纵束和斜束两个部分,有时需要稍屈膝才能检出阳性体征。

(九) 抽屉试验

伤者仰卧,屈膝约 90°(此角度交叉韧带最松弛),足平放床上,下肢肌肉放松,检查者用自己臀部将伤者足部固定,以防止足前后滑动,双手握住小腿上端做前拉或后推动作。小腿近端过度前移,表示前交叉韧带断裂或松弛;过度后移,表示后交叉韧带断裂或松弛。

(十) 回旋挤压试验

回旋挤压试验又称为麦氏征,回旋挤压试验是检查半月板损伤最常用的方法,其做法等于重复损伤机制。伤者仰卧,双下肢伸直,如检查内侧半月板,检查者一手扶膝前部,先将关节屈曲到最大限度外旋,外展小腿,然后缓慢伸膝,发生弹响、疼痛为阳性,如果小腿内收、内旋,可检查外侧半月板损伤。

(十一) 膝提拉研磨试验

伤者俯卧,患膝屈曲,检查者两手握持患肢足部向下挤压膝关节再向外侧或内侧旋转,如果关节间隙疼痛表示该处半月板损伤;要在屈伸不同角度上反复检查比较,若向上提拉小腿再做旋转而发生疼痛,则损伤在关节囊及韧带处。

(十二) 半月板前角挤压试验

检查者使伤者患侧(或被检侧)膝被动由屈至伸,并用拇指压在半月板前角处。两侧对比,特殊痛为阳性,提示该半月板损伤。

(十三) 膝关节过屈过伸试验

过伸试验,伤者仰卧,检查者一手拇指压在内外膝眼部,另一手握住患肢小腿上部被动伸膝关节,在膝关节过伸时出现疼痛为阳性。

使膝过伸引起疼痛或不能完全伸直,表示关节间隙前部有损伤,多见于半月板前角损伤、髌下脂肪垫炎。若膝关节极度屈曲时疼痛,表示关节腔后部有损伤,如半月板后角损伤。

(十四) 关节积液诱发膨出试验

伸膝位放平,放松股四头肌,检查者用手平压关节内侧(髌骨内缘下方),将关节内的液体挤向外侧,随即用另一手掌很快压关节外侧,将外侧液体再挤回内侧,若关节内侧饱满或膨出即为阳性,表明关节有积液(因内侧股四头肌扩张部比外侧髂胫束薄)。

(十五) 鸭步试验

让伤者全蹲,小腿稍外旋,蹲位向前迈步行走,如果有疼痛,多为半月板损伤(疼的一侧),有时滑膜损伤也可阳性。

九、踝足部损伤的特殊检查法

（一）足内翻试验

伤者坐位，踝下垂放松，检查者一手握持其小腿下段，另一手握其前足使其踝关节被动内翻。若外踝下疼痛或松弛（张开间隙大于对侧），为踝外侧副韧带损伤或断裂。

（二）前抽屉试验

伤者坐位，踝足下垂放松，轻度跖屈，检查者一手固定其小腿；另一手握持足及足跟部，由后向前做牵拉动作，若外侧距腓韧带疼痛或松弛，为前抽屉试验阳性，表示该韧带损伤或断裂。踝关节无论在什么位置，距腓前韧带都是紧张的，距骨不应该向胫骨前方移动，此为阴性，在异常情况下，距骨在覆盖它的踝穴下面可向前滑动，即为抽屉试验阳性，表明有距腓前韧带断裂，当距骨移动时，检查者可感到有"咯咯"声。

（三）提踵试验

伤者站立，患足支撑，通常能提起足跟用足尖站立；若不能提起足跟，跖屈无力，为跟腱断裂。若虽能提起但伴有疼痛为跟腱炎、跟腱末端病，或跟腱腱围炎等。

（四）踝足挤压痛

踝足挤压痛是诊断踝足关节炎较有用的检查手法。先将足或踝的关节间隙用手掰开，同时用另一手的指尖，将关节滑膜挤入关节，再将分开的关节间隙用力闭合，挤压嵌入的滑膜。如有炎症即出现疼痛，为踝足挤压痛阳性。

第四节　运动损伤的常用治疗技术

一、包扎法

伤口包扎在临床中应用范围较广，可起到保护创面、固定敷料、支持伤肢、防止感染和止血、止痛的作用，有利于伤口早期愈合。包扎时应做到：动作轻巧，不要碰撞伤口，以免增加出血量和疼痛；接触伤口面的敷料必须保持无菌，以免增加伤口感染的机会；包扎要快且牢靠，松紧度要适宜，打结避开伤口或不宜压迫的部位。包扎一般用绷带和三角巾。绷带包扎应从伤处的远心端到近心端，尽可能使四肢指（趾）端外露，以便观察末梢血液循环的情况。包扎结束时，绷带末端用黏膏固定。

（一）绷带包扎法

1. 环形包扎法

环形包扎法适用于头额部、手腕和小腿下部等粗细均匀部位。包扎时把绷带头斜放，用手压住，将绷带卷绕肢体包扎一圈后，再将带头的一个小角反折过来，然后继续绕圈包扎，后一圈压前一圈,包扎 3～4 圈即可(见图 3-2)。

2. 螺旋形包扎法

螺旋形包扎法适用于包扎肢体粗细相差不多的部位,如上臂、大腿下段和手指等处。包扎时以环形包扎法开始,然后将绷带向上斜形缠绕,后一圈压前一圈的 1/2～1/3(见图 3-3)。

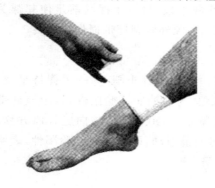 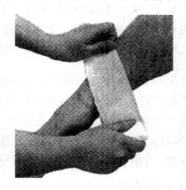

图 3-2　环形包扎图片　　　　　　　图 3-3　螺旋形包扎法

3. 转折形包扎法

转折形包扎法适用于包扎前臂、大腿和小腿粗细相差较大的部位。包扎时从环形包扎法开始,然后用一个拇指压住绷带,将其上缘反折,后一圈压住前一圈的 1/2～1/3,每圈的转折线应互相平行(见图 3-4)。

4. "8"字形包扎法

"8"字形包扎法多用于包扎肘、膝、踝等关节处,包扎方法有以下两种:

(1)从关节开始,先做环形包扎,后将绷带斜形缠绕,一圈绕关节的上方,一圈绕下方,两圈在关节凹面交叉,反复进行,逐渐远离关节,每圈压住前一圈的 1/2～1/3(见图 3-5)。

(2)从关节下方开始,先做环形包扎,后由下而上、由上而下地来回做"8"字形缠绕,逐渐靠拢关节,最后以环形包扎结束(见图 3-5)。

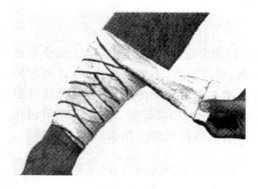 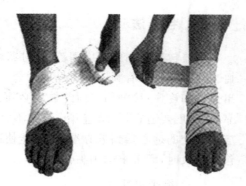

图 3-4　转折形包扎法　　　　　　　图 3-5　"8"字形包扎法

(二)三角巾包扎法

用边长为 1 m 的正方形白布或纱布,将其对角剪开即分成两块大三角巾,小三角巾是大三角巾的一半。应用三角巾进行包扎，使用方便，适用于全身各部位的包扎。

1. 手部包扎法

将三角巾平铺，手指对向顶角，将手平放在三角巾的中央，底边横放于腕部。先将三角巾顶角向上反折，再将三角巾两底角向手腕背部交叉围绕一圈，在腕背侧打结。

2. 头部包扎法

将三角巾底边置于前额，顶角在后，将底边从前额绕至头后，压住顶角并打结。若底边较长，可在枕后交叉再绕至前额打结。最后把头角拉紧并向上翻转固定。

3. 足部包扎法

足部包扎法与手部包扎法基本相同。

4. 大悬臂带

大悬臂带适用于除锁骨和肱骨骨折以外的上肢损伤。将大三角巾顶角放在伤肢后，一底角放在健侧肩上，肘关节屈曲90°放在三角巾中央，下底角上折，包住前臂并在颈后与上方底角打结。最后把肘后的顶角折在前面，用别针固定（见图3-6）。

5. 小悬臂带

小悬臂带适用于锁骨和肱骨骨折。将大三角巾叠成四横指宽的宽带，中央放在伤侧前臂的下1/3处，两端在颈后打结（见图3-7）。

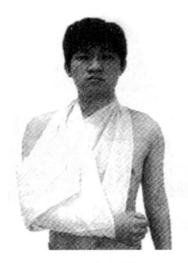
图3-6　大悬臂带

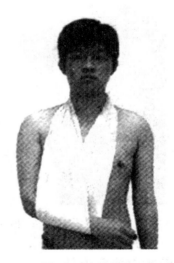
图3-7　小悬臂带

二、止血法

临床常用的止血方法有多种，使用时可根据具体情况选用其中一种，也可以把几种止血法结合起来应用，以达到最快、最有效、最安全的止血目的。下面介绍几种外出血常用的止血方法。

（一）冷敷法

冷敷可使血管收缩，减少局部充血，降低组织温度，抑制神经的感觉，因而有止血、止痛、防肿的作用，常用于急性闭合性软组织损伤。冷敷一般用冷水或冰袋敷于损伤部位，常与加压包扎止血法和抬高伤肢法同时使用。

（二）抬高伤肢法

抬高伤肢法是指将受伤肢体抬至高于心脏 15°～20°，使出血部位压力降低。此法适用于四肢小静脉或毛细血管出血的止血。常在绷带加压包扎后使用，在其他情况下仅为一种辅助方法。

（三）加压包扎法

有创口的可先用无菌纱布覆盖压迫伤口，再用三角巾或绷带用力包扎，包扎范围应比伤口稍大，在没有无菌纱布时，可使用消毒卫生巾、餐巾等代用。这是目前最常用的一种止血方法，此法适用于小静脉和毛细血管出血的止血。

（四）加垫屈肢法

前臂、手和小腿、脚出血时，如果没有骨折和关节损伤，可将棉垫或绷带卷放在肘或关节窝上，屈曲小腿或前臂，再用绷带做"8"字形缠绕（见图3-8）。

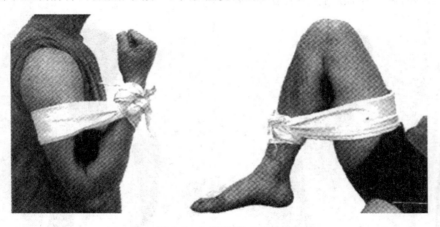

图 3-8　加垫屈肢止血法

三、骨折的治疗方法

（一）防治休克

严重骨折、多发性骨折或同时合并其他损伤的伤员，可能会发生休克，急救时应注意预防休克。若有休克必须先抗休克，再处理骨折。预防休克的方法是早期就地实施制动固定术，并在骨折部位注射 1%～2% 的利多卡因止痛。针刺人中、十宣、给静脉注射 50% 葡萄糖液、吸氧及平卧保暖是升压和预防休克发展和治疗的简要措施。

（二）就地固定

骨折后及时固定可避免断端移动,防止加重损伤。固定时必须先牵引再上夹板,使伤肢处于较为稳定的位置,可减少疼痛,便于伤员转运。未经固定,不可随意移动伤员,尤其是大腿、小腿和脊柱骨折的伤员。

（三）先止血再包扎伤口

伤口有出血时应先止血,可根据实际情况选择适宜的止血方法。有穿破骨折的病人应先清洗伤口,再用消毒巾包扎,以免感染。争取在 6～12 h 以内送到医院施行手术,并注射破伤风血清。暴露在伤口外的骨折断端,未经处理一定不要复回,应敷上清洁纱布,包扎固定后迅速送往医院处理。

四、药物疗法

药物是治疗运动损伤的有效手段之一,药物疗法可分为中药疗法和西药疗法。临床上,中西医结合治疗运动损伤较单纯用西医西药或中医中药治疗效果好。

（一）中药疗法

中药是我国医学伟大宝库中的一个重要组成部分。内服和外用的中药已广泛应用于运动损伤治疗中,具有疗效佳、方法多、见效快的特点,是目前治疗运动损伤的理想方法之一。应用中药治疗运动损伤,必须遵守我国医学的诊治法则。依照辨证论治的原则,根据损伤部位、时间和程度等的不同,采取不同的治疗方法。

下面以急性闭合性软组织损伤为例介绍中药疗法,慢性软组织损伤的中药疗法参照急性闭合性软组织损伤的中后期治疗方法实施。

1. 损伤早期

运动损伤早期,因组织断裂,伤部出血,组织液、淋巴液等渗出致使皮下瘀血、肿胀而引起疼痛、肿胀等。中医认为此期伤后气血凝滞、经脉不通、筋骨不连是主要病机,治疗原则是活血化瘀,消肿止痛。

1) 内服中药

（1）活血止痛汤:当归 6 g、苏木末 6 g、落得打 6 g、川芎 2 g、红花 1.5 g、乳香 3 g、没药 3 g、三七 3 g、炒赤芍药 3 g、陈皮 3 g、紫荆藤 9 g、地鳖虫 9 g,水煎服。

（2）复原活血汤:柴胡 15 g、天花粉 10 g、当归尾 10 g、红花 6 g、穿山甲 10 g、酒浸大黄 30 g、酒浸桃仁 12 g,水煎服。

（3）中成药,如三七片、玄胡止痛片、云南白药等。

2) 外用药

新伤药:黄檗 30 g、延胡索 12 g、木通 12 g、白芷 9 g、羌活 9 g、独活 9 g、木香 9 g、血竭 3 g。上药共研细末,使用时取适量药粉加水或蜂蜜调成稠糊状,摊在油纸或玻璃纸上外敷于伤部,每日更换一次。

2. 损伤中期

此时局部出血已停止,炎症反应和肿胀仍未完全消退,局部血管扩张,吞噬细胞增加。同时,因淋巴管有损伤性阻塞,渗出液不能由淋巴管排出,除血肿外,还有水肿。病情虽已减轻,但仍有一定程度的疼痛、肿胀。治疗原则是消肿止痛,舒筋活络。

1)内服中药

(1)和营止痛汤:赤芍9g、当归尾9g、川芎6g、苏木6g、陈皮6g、桃仁6g、续断12g、乌药9g、乳香6g、没药6g、木通6g、甘草6g,水煎服。

(2)舒筋活血汤:羌活6g、防风9g、荆芥6g、独活9g、当归12g、续断12g、青皮5g、牛膝9g、五加皮9g、杜仲9g、红花6g、枳壳6g,水煎服。

(3)中成药,如三七片、云南白药、七厘散等。

2)外用药

活血生新剂:宫桂15g、生川乌9g、生草乌9g、生南星9g、乳香9g、没药9g、木香9g、木通3g、续断9g、土鳖12g、红花12g、刘寄奴12g,用法同新伤药。

3. 损伤后期

肉芽组织已形成,可引起关节挛缩,并导致运动功能障碍。中医认为,此期瘀血、肿胀基本消除,但撕裂损伤之筋尚未能愈合坚固,经脉未能完全畅通,气血、脏腑虚损之证突出。治疗原则以补益为主,常用补养气血法、补益肝肾法。

1)内服中药

(1)八珍汤:党参10g、白术10g、茯苓10g、炙甘草5g、川芎6g、当归10g、熟地黄10g、白芍10g、生姜3片、大枣2枚,水煎服。

(2)独活寄生汤:独活9g、桑寄生6g、杜仲6g、牛膝6g、细辛6g、秦艽6g、茯苓6g、肉桂6g、防风6g、川芎6g、人参6g、甘草6g、当归6g、芍药6g、干地黄6g,水煎服。

2)外用药

(1)旧伤药:续断15g、土鳖15g、儿茶9g、檀香6g、木香9g、羌活9g、独活9g、血通9g、松节9g、乳香6g、紫荆皮9g、官桂6g,用法同新伤药。

(2)海桐皮熏洗药:海桐皮6g、透骨草6g、乳香6g、没药6g、酒当归4g、川椒9g、川芎3g、红花3g、威灵仙2g、白芷2g、甘草2g、防风2g,煮水熏洗。

(二)西药疗法

1. 外用西药

1)碘酒

常用2%的碘酊,消毒作用强,对组织刺激性大,一般不宜直接涂于伤口,常用于未破的疖、疮及皮肤消毒。

2)酒精

消毒用70%~75%的酒精,浓度过高或过低其消毒作用都会减弱。酒精对伤口有刺激,一般不宜涂伤口,只宜涂在伤口周围以消毒。

3）生理盐水

生理盐水为 0.9％ 的氯化钠溶液,有抑制细菌的作用,对组织无刺激作用,常用于清洗伤口。

4）过氧化氢

外观为无色透明液体,是一种强氧化剂,适用于伤口消毒。

5）消炎药膏

消炎药膏具有消炎杀菌作用,常用于脸面部与关节部的损伤。

6）松节油、樟脑酊

局部涂抹,有促进血液循环和止痛的作用,可用于闭合性软组织损伤。

2. 内服西药

常用的内服西药主要是一些消炎镇痛药,常用的有以下几种。

1）复方阿司匹林（APC）

复方阿司匹林主要有解热、镇痛和消炎、抗风湿等作用。常用于发热、头痛、肌肉痛、神经痛及风湿痛等。

2）优布芬

优布芬主要作用有解热、镇痛、消炎,具有剂量小、疗效高、毒性低的优点。用于风湿性、类风湿性关节炎、骨关节炎外伤及手术后的抗炎镇痛。常用剂量每次 1～2 片,开始为日服 3 次,以后改为日服 2 次。

3）扑热息痛片

扑热息痛片用于感冒发热、关节痛、风湿症的骨骼肌疼痛及各种神经痛、头痛及偏头痛等。对胃肠刺激小,是较安全的解热镇痛药,但无消炎抗风湿作用。口服每次 1 片,每日 3～4 次,一日总量不宜超过 4 片,疗程不宜超过 10 日。

4）安乃近

安乃近具有较显著的解热作用与较强的镇痛作用,其特点是易溶于水,作用较快。主要用于退热、头痛、急性关节炎、风湿性神经痛、牙痛、肌肉痛等。口服每次 0.5 g,每日 3 次。

5）去痛片

为非成瘾性镇痛药,镇痛强度与可待因相同,适用于各种慢性疼痛。口服每次 1～3 片,每日 3 次。必要时每 3～4 h 一次。

3. 注射用西药

1）1％～2％ 的盐酸利多卡因

有麻醉止痛,促进病变组织代谢的作用。常用于闭合性软组织损伤早期和中期,做痛点局部注射,一般用量为 5～10 mL。

2）肾上腺皮质激素类药

常用的为醋酸氢化可的松和泼尼松,有维持毛细血管的正常通透性,减少渗出液,防止水肿及抗创伤性炎症的作用,并能抑制结缔组织增生,减少瘢痕形成。主要适用于腱鞘炎、滑囊炎、肌肉拉伤、创伤性肌腱炎及慢性创伤性关节炎等。骨折、化脓性炎症、急性损伤有组织断裂、出血及水肿严重者禁用。

用法是将药液与 4 倍 10％的盐酸利多卡因混合后做伤部痛点注射，用量根据损伤的种类和部位不同而异，一般为 0.25～1 mL，每周一次。一个部位注射次数以不超过 3 次为宜，使用过多可影响组织修复，组织韧度降低，易于断裂。注意不要注射到腱组织内。

五、拔罐疗法

拔罐疗法俗称拔火罐。它是以杯罐为工具，利用火的燃烧排出罐内的空气产生负压，吸附在皮肤上来治疗疾病的方法。拔罐的作用如下。

1. 溶血的作用

拔罐时因罐内形成负压吸力较强引起局部毛细血管充血，甚至使毛细血管破裂而产生瘀血，瘀血在消退过程中发生自身溶血，释放出的血红蛋白通过末梢感受器对大脑皮质是一个良好的刺激，从而提高大脑皮质的功能，使大脑对各器官系统的调节功能得到改善，因而有利于机体功能的恢复。

2. 穴位作用

在穴位上拔罐对穴位是一种刺激，有疏通经络、宣通气血、扶正祛邪、平衡阴阳的作用。

3. 温热作用

拔罐时局部皮肤有温热感，温热刺激能促进局部血液循环，具有热疗的作用。

六、物理疗法

应用自然或人工的各种物理因子作用于机体以达到预防和治疗疾病的方法，称为物理疗法，简称理疗。

理疗的种类很多，常用方法如下。

（一）冷冻疗法

冷冻疗法是应用比人体温度低的物理因子（冷水、冰、蒸发冷冻）刺激治疗伤病的方法。

1. 作用

冷冻疗法能使局部血管收缩，减轻充血，降低组织温度，抑制感觉神经，具有止血、退热、镇痛、预防或减轻肿胀的作用。适用于治疗急性闭合性软组织损伤的早期，如挫伤、关节韧带扭伤、肌肉拉伤等，伤后立即使用。

2. 方法

1）冷敷法

将浸透冷水后的毛巾放于伤部，2 min 左右更换一次，或用冰袋（可将冰块装入热水袋或塑料袋内）做局部冷敷，每次约 20 min。在天气不冷的季节，可用冰块直接擦抹伤部，或将伤部浸泡于冷水中，但时间应短些。

2）蒸发冷冻法

利用容易蒸发的物质接触体表,吸收热量而使局部温度迅速降低。常用的有氯乙烷、好得快等。从瓶口喷射的氯乙烷细流应与皮肤垂直,距皮肤 30～40 cm,喷射 8～12 s 至皮肤出现一层白霜为止。有时为了加强治疗作用,隔 20 s 后再喷射一次,但喷射次数不能过多,以免发生冻伤。

注意面部损伤不宜采用蒸发冷冻法。冷冻疗法结束后伤部应做加压包扎。

(二) 温热疗法

温热疗法是应用比人体温度高的物理因子(传导热、辐射热)刺激治疗伤病的方法。

1. 作用

热疗能使局部血管扩张,改善血液和淋巴循环,增强组织新陈代谢,缓解肌肉痉挛,促进瘀血和渗出液的吸收,具有消肿、散瘀、解疼、止痛、减少粘连和促进损伤愈合的作用。适用于治疗急性闭合性软组织损伤的中期和后期以及慢性损伤。

2. 方法

1）热敷法

将浸透热水的毛巾放于伤部,热敷的温度以 47～ 48 ℃为宜,每次约 30 min,每日 1～2次。此外,也可用热水袋做热敷。

2）红外线疗法

将红外线灯预热 2～5 min 后移至伤部斜上方或侧方(有保护罩的可垂直照射),灯距一般为 30～50 cm。伤部应裸露,体位要舒适。照射剂量以伤员舒适的热感、皮肤出现桃红色均匀红斑为宜。若过热应调整灯距,如有汗液要擦去。每日 1～2 次,每次 15～30 min。

3）石蜡疗法

将白色可塑的石蜡放在套锅内熔化,加温至 70～80 ℃后倒入盘内(盘底先放 1 cm 左右厚的冷水),厚约 2 cm,大小按治疗部位而定。待冷却成饼后取出(蜡温保持于 50～55 ℃),擦干蜡面水珠将蜡饼敷于伤部,包以塑料纸后再用棉垫包裹保温。每日一次,每次 30～40 min。蜡疗的热作用深而持久。

3. 注意事项

热疗时要防止发生烫伤。蜡疗时若有皮肤过敏(皮疹)或红外线治疗时若有头晕、心慌、疲倦等应停止治疗。红外线治疗时应避免直接照射眼部,如皮肤出现红紫或灼痛要立即停止照射。高热、活动性肺结核、恶性肿瘤和有出血倾向者不宜进行热疗。

(三) 其他常用的物理疗法

1）电疗法

用各种电流预防和治疗疾病的方法称为电疗法。按照所应用电流的不同频率应分为:低频电疗法(频率为 0～1000 Hz),中频电疗法(频率为 1000 Hz～100 kHz),高频电疗法(频率为 100 kHz 以上)。在康复治疗中起到较好治疗作用的低频电疗法包括:神经肌肉电刺激疗法、痉挛肌电刺激疗法、功能性电刺激疗法、经皮神经电刺激疗法;中频电疗法包括:调制中频疗法、干扰电疗法等；高频电疗法包括，短波疗法、超短波疗法、微波疗法等。

电疗法应用不同电流对神经和肌肉产生刺激，起到消炎止痛、改善循环、解除痉挛、松解粘连、防治肌肉萎缩的作用。对颈椎病、腰椎间盘突出症、肌肉扭挫伤、肌肉劳损、神经炎症和疼痛、肌肉萎缩等均有很好的治疗效果。

2）光疗法

光疗法是利用阳光或人工光线治疗疾病和促进机体康复的方法。光疗法包括红外线、紫外线、可见光、激光等。红外线疗法的主要作用为热效应；紫外线疗法的作用是杀菌消毒、促进维生素 D 吸收、增强免疫功能等；低能量的激光主要有抗炎和促进上皮细胞生长的作用，大能量的聚焦激光有烧灼和切割的作用。

3）磁疗法

磁疗法是一种利用磁场作用于人体一定部位或穴位而治疗疾病的方法。通过磁场对机体内生物电流的分布、电荷的运行状态和生物高分子的磁矩取向等方面的影响，从而起到镇痛、镇静解痉、消炎消肿的治疗作用。

4）超声波疗法

利用一定波段的超声波作用于人体来治疗疾病的方法称为超声波疗法。临床所用超声波频率多在 800～3000 kHz 之间。传播过程中，超声波对组织产生明显的机械作用和热作用，在体内引起一系列理化变化，可调整人体功能，改善或消除病理过程，促进病损组织恢复。

七、固定疗法

常用的固定方法较多，如布类固定、黏胶固定、夹板固定、石膏固定、支架固定、牵引固定和手术内固定等。治疗运动创伤时应根据病情和制动程度的不同要求来选用。

（一）布类固定

常用的有绷带、三角巾、弹力绷带和弹力带等，一般运用于对制动要求不高的损伤，如关节扭挫伤、创伤性滑膜炎、关节半脱位整复术后和伤后关节稳定性差等。

（二）黏胶固定

常用的黏胶有黏膏、黏膏绷带、膏药等。适用于伤后关节、韧带松弛以及须限制关节、肌肉、肌腱活动范围时。治疗运动创伤后训练中正确使用保护支持带，对促进创伤愈合、防止再伤有着重要价值，它能保护关节的稳定性，限制关节、肌肉发生超常范围的活动，使伤部组织得以适当休息，因而有利于创伤的愈合。

（三）小夹板固定

1. 小夹板固定材料

小夹板固定时所需的材料有小夹板、固定垫（棉垫或纸垫）、横带（扁布带）、绷带、棉花、胶布等。小夹板的木质要有一定的塑性、韧性与弹性，常用的材料有杉树皮、柳木、椴木和竹片等。除关节附近的骨折外，小夹板的长度以不超过上下关节为宜，数块小夹板的宽度总和应略窄于伤肢的周径。固定垫应垫放在小夹板内,作用是防止骨折断端再错位,但不可以垫的挤压作用代替手法复位,以免造成压迫伤。垫的大小、厚度和硬度均适宜,垫的数量和安放位置应根据骨折情况而定(见图 3-9 至图 3-11)。

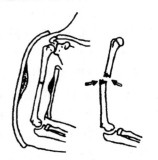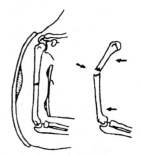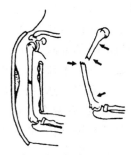

图 3-9　双垫固定法图　　　　图 3-10　三垫固定法图　　　　图 3-11　四垫固定法图

2. 小夹板固定包扎方法

小夹板固定包扎方法分为续增包扎法和一次包扎法两种。

1) 续增包扎法

骨折复位后先用绷带自远端向近端缠绕 1～2 层作为内衬以保护皮肤,然后再安放小夹板。此时,应先放置对骨折固定起主要作用的两块小夹板,用绷带缠绕两圈后再安放另两块小夹板,在小夹板外再用绷带包扎覆盖,以保持各层小夹板的位置,最后,由近侧到远侧用 3～4 条横布带缚扎,每条横布带应绕肢体两周后结扎。横带起调节小夹板松紧度的作用,一般在结扎后能不费力地上下移动 1 cm 为松紧适度。

2) 一次包扎法

骨折复位后内衬绷带,然后将几块小夹板一次性安放在伤肢四周,最后用 3～4 条横布带捆扎固定。此法小夹板位置易移动,应经常检查。

八、针灸疗法

针灸疗法,即利用针刺与艾灸进行治疗,起源于新石器时代。针灸治疗的第一步至少需要 45 min:深入地了解病情,观察舌苔、脸色和触诊(阴冷的部位,过软的部位等),还有就是中医特有的方式——诊脉,医生通过这种方法可以了解病人的身体状态。针灸理疗师利用细针刺激能量通道,加强受损组织并重塑和谐。但是同一种病症,病人需要治疗的穴位并不一定是相同的,因人而异。常用的针灸疗法,包括针刺法、灸法和其他针法。"针"是指"针刺",是一种利用各种针具刺激穴位来治疗疾病的方法。"灸"是指艾条,是一种用艾绒在穴位上燃灼或熏慰来治疗疾病的方法。针灸具有疏通经络、调和阴阳、扶正祛邪的作用。

九、推拿疗法

推拿又称按摩,是人类最古老的一种外治疗法。推拿疗法是在其理论指导下,结合现代医学理论,运用推拿手法作用于人体特定的部位和穴位,以达到防病治病目的的一种治疗方法。通过力学作用松解粘连，缓解肌肉痉挛，直接作用于机体，解除局部病变。又通过感觉刺激调节神经-内分泌-免疫网络、神经系统调节和内脏功能。推拿疗法是操作者用手或肢体其他部分刺激治疗部位和活动患者肢体的规范化技巧动作。由于刺激方式、强度、时间和活动肢体方式的不同，形成了许多动作和操作方法均不同的基本手法，并在此基础上由两个以上基本手法组合成复合手法（如按揉法、推摩法等），或由一连串动作组合而成、有其操作常规（或程序）的复式操作法，等等。推拿治疗是以手法操作为主的一种特殊疗法，作为其特色标志之一的学术流派，更以其师承及临证体验的不同而造就各自手法上鲜明的个性。因此，推拿手法之多竟达百种以上。其中，既不乏可单独应用而成为有其适应证治疗范围的单一推拿疗法，也有融合变通后形成一套常规操作程序的复式推拿疗法。有些手法经一定的训练后即可掌握，而有的则需要有相当程度的功法基础（如内功推拿等）和临证体验之后才能得心应手。推拿的常用基本手法大致可分为按压类、摆动类、摩擦类、捏拿类、捶振类和活动关节类等六大类。推拿具有舒筋通络、促进气血运行、调整脏腑功能、润滑关节、增强人体抗病能力等作用。正因为推拿具有这样的作用，在运动系统、神经系统常见疾病的治疗方面，效果很明显。适应于扭伤、挫伤、软组织劳损、落枕、肌肉萎缩、肩周炎、颈椎病、腰椎间盘脱出症、关节运动功能障碍、骨折愈后功能恢复期、腱鞘炎、腱鞘囊肿、胃下垂、胃肠功能紊乱、感冒、早期高血压、头痛、失眠、呃逆、面瘫、偏瘫、截瘫、脊髓灰质炎后遗症、乳腺炎、痛经等。

十、肌内效贴扎技术

肌内效贴扎技术是一种将肌内效贴胶布贴于体表以达到增进或保护肌肉骨骼系统、促进运动功能的非侵入性治疗技术。常用于各类运动损伤的处理，并广泛延伸到神经康复、美容等领域。肌内效贴由三层组成：一层是防水弹力棉布；二层是医用压克力胶；三层是保护胶水的背亲纸。每平方米的弹力棉布上涂 4～70 g 的胶水，且胶面呈水波纹状，水波纹的宽度为 3.75 px，间隙为 8.75 px，波长为 150 px，振幅为 40 px。肌内效贴的基本物理特性包括弹力、张力、应力、切力及黏着力等。肌内效贴的临床作用如下。

1. 缓解疼痛

根据闸门控制理论，由于触觉传入神经的直径大于痛觉传入神经，在传导速度上也较快，因此增加触觉传入神经的感觉输入，能够抑制痛觉输入，从而减轻或消除疼痛。

2. 改善循环

当贴布与皮肤密合时会自然产生皱褶，这些皱褶具有方向性，可改变筋膜及组织液的流向趋势，有效改善局部血液循环。

3. 减轻水肿

借由散状型贴布产生的池穴效应，以及贴布皱褶产生的方向性将组织间液引导向最近的淋巴结，从而减轻水肿。

4. 支持软组织

当贴布的自然回缩方向与被贴扎的肌肉收缩方向同向时，也就是说贴布的锚位于肌肉的起点，其余贴布朝肌肉走向贴至肌肉终点位置，此时贴布协助肌肉收缩。

5. 放松软组织

当贴布的自然回缩方向与被贴扎的肌肉收缩方向相反时,也就是说贴布的锚位于肌肉的止点,其余贴布朝肌肉走向贴至肌肉起点位置,此时贴布能减缓肌肉紧绷或痉挛,适度放松被贴扎的肌肉与局部筋膜。

6. 训练软组织

借由贴扎对局部皮肤的触觉感觉输入,如同专业治疗或训练人员的手部接触引导,能长时间给予该处软组织一个诱发动作的信息,能有效提升训练效果,达到肌肉再教育的目的。

7. 矫正姿势

调整主要控制姿势动作的肌群的张力,促进肌肉协调能力,或进一步利用加大张力的贴扎方式将关节固定在对线良好的位置,提供局部关节本体感觉输入,能有效矫正不当的姿势。

8. 增强关节稳定性

可防止因不正常肌肉收缩所造成的关节异常,能调整筋膜,使肌肉机能正常化,并增加关节活动度。

课后作业

1. 两人一组练习各关节的特殊检查手法。
2. 两人一组练习常用的治疗技术(如包扎、固定等)。

第四章　急救基本技术

学习目标

(1) 掌握心肺复苏操作方法和海姆立克急救法，了解急救过程中的注意事项；

(2) 掌握运动贴扎的原理和技巧；

(3) 掌握肌内效贴扎的常用方法。

本章提要

运动性病症，是指由于运动训练或比赛安排不当以及机体对运动不适应，而出现的疾病或异常造成体内调节平衡的功能紊乱而出现的一类疾病、综合征或功能异常。常见的有过度训练、运动应激综合征、运动性低血糖、运动性晕厥、运动中腹痛、肌肉痉挛、运动性中暑、运动性猝死等。本章主要介绍几种常见的运动性疾病发生的原因与发病机理、症状与体征、处理方法及预防措施，使学生对运动性病症有一个全面的了解和认识。

关键词

急救　贴扎　运动性病症　过度训练　运动应激综合征　运动性低血糖　运动性晕厥
运动中腹痛　肌肉痉挛　运动性中暑　运动性猝死

第一节　急救基本知识

一、现场急救的注意事项

在你进行急救之前，应有充分的准备预案。对运动员进行损伤检查之前，首先要考虑的是：检查运动员的安全情况；身体姿势；检查意识。

(一) 安全情况

当运动员摔倒后，首先要考虑保护他不受到进一步的损害。所以首先要让所有其他的运动员和旁观者后退并离开现场。然后安慰伤员，在你检查完之前不要让他移动，不正确的移动伤员可能会加重损伤。有些运动员受伤以后来回滚动或来回乱跳，这种动作可能会加重损伤。

(二) 身体姿势

医务人员搬动伤员，必须在掌握了正确的搬运技术以后才能进行处理。遇到带有护具的队员受伤时，是否应该除掉护具呢？如果除掉护具有可能加重损伤就不要脱掉护具，这不仅危险而且会浪费时间。只有一个例外，那就是橄榄球运动员的头盔，当头盔妨碍检查受伤者的呼吸情况或者急救时,要剪开头盔,而不是脱掉头盔。

在考虑了运动员的安全性、身体姿势和护具后,便可以进行检查了。进行检查时,一般按下列步骤进行。

(1) 保持镇定。运动员由于疼痛会处于慌乱状态,你的激动只会加重他的慌乱,会给你的检查带来困难。

(2) 回忆他过去存在的健康问题。该运动员是否患有哮喘、心脏病、糖尿病或癫痫?他过去发生过同样的损伤吗?这些情况可以提供伤员可能发生的问题的线索,为处理提供依据。

(3) 回忆损伤发生的机理或动作。身体有无受到直接撞击?关节或身体有无扭转?这有助于考虑损伤的种类。

(4) 呼喊伤者的名字来检查是否清醒。如果没有反应,掐虎口部位,看有无反应,如果仍然没有反应,让人去叫急救人员。

(5) 进行主要生命体征检查和损伤检查。队员损伤后,首先要检查其意识是否清醒。检查时应该晃动伤员的肩部,并大声问他:"你怎么样了?能听见我说话吗?"

(三) 检查意识

检查完伤员的意识,如果认为伤情严重,派人去叫急救人员。说明情况时,一定要说清楚损伤发生的地点和大概情况,说清楚后,等对方挂断电话后你才能挂。检查前,要将伤员调整到合适的体位(除非必要,否则不要移动伤员),移动伤员时要考虑到其可能会有脊柱或者颈部损伤。

接下来进行主要生命体征检查:观察其生命体征(呼吸和心率)。生命体征检查包括三个方面:一是检查气道是否通畅;二是检查呼吸;三是检查循环。

若是清醒的伤员应进行 ABC 检查。

伤员清醒并不等于其气道通畅、呼吸正常和脉搏正常,要仔细检查 ABC 的每一项。

1. 气道(airway)是否畅通

通过倾听有无喘息声或窒息的声音,有无捂住喉部的动作,问他能否说话等,来判断其气道通畅情况,如果他能够回答,说明气道是通畅的。如果问他"是否噎着了"时,他不能回答,或者只能点头或只是用手捂住颈部,你就要进行急救了。

2. 呼吸(breathing)检查

将你的面部贴近伤员的口鼻处,感觉是否有呼吸。也可在运动员腹部放一部手机,观察手机是否上下起伏。这种方式更常用,更简便,也更清晰。如果运动员呼吸困难,但是可以与你交谈,他可能是"岔气"导致呼吸困难。

3. 循环(circulation)检查

检查腕部或颈部脉搏情况,要注意速率、节律和搏动的力量。颈部检查比腕部检查更容易找到脉搏,但是要注意不能过度用力,这会导致脑部血流供应减少。

二、海姆立克急救法

如果运动员无法咳嗽且有明显的喘鸣音,则应立即问他:你能说话吗?如果伤员摇头或只是用手捂住颈部,你应该立即采用海姆立克手法进行急救。海姆立克急救法是在 1970 年开始采用的一种急救完全性气道阻塞的方法。该方法利用挤压肺内空气,使障碍物排出,使用合理时效果很好。具体操作过程如下。

(1)站在运动员身后。

(2)将你的脚放在伤者的两脚之间。

(3)将你的手臂从运动员的腋下向前抱住其腰部,位置在肚脐的上方。

(4)一手握拳,拇指和食指的位置在运动员肚脐的上方。

(5)用另外一只手握住拳头。

(6)用力向上向内挤压腹部。

注意:不要将拳头位置放得太高,压到胸骨下端,这样挤压可能会导致胸骨骨折或内伤。如果运动员可以说话或咳嗽了,停止进行海姆立克手法,并鼓励运动员说话或咳嗽。否则,继续进行海姆立克手法,直到异物被挤出。

第二节　现场处理与自救

一、心肺复苏

呼吸停止和心跳停止,可以单独或同时发生。呼吸停止后则全身缺氧,随即可引起心跳停止;心跳停止后,延髓血流即停止,可迅速引起延髓缺氧及中枢性呼吸衰竭而导致呼吸停止。引起呼吸、心搏骤停的原因较多,较常见的有电击伤、一氧化碳中毒或药物中毒、严重创伤和大出血、溺水和窒息等。呼吸停止但心跳尚未停止的病人,应立即进行人工呼吸并注意心脏工作情况;心跳停止而呼吸尚未停止的伤员,应立即进行胸外心脏按压,并注意维持呼吸道通畅;呼吸和心跳都停止的病人,应同时进行人工呼吸和胸外心脏按压,最好由两人配合进行,一人做人工呼吸,一人做胸外心脏按压,两者操作频率之比为30∶2。

呼吸、心搏骤停的抢救,必须做到行动迅速,争分夺秒,才可能挽救病人生命。虽然人工呼吸和胸外心脏按压法在运动实践中应用较少,但在群众性游泳中发生溺水时经常应用。因此,体育教师和教练员掌握人工呼吸和胸外心脏按压法是非常必要的。

二、人工呼吸

肺位于富有一定弹性的胸廓内,当胸廓扩大时,肺也随着扩张,于是肺的容积增大,外界空气进入肺内,即为吸气;当胸廓缩小时,肺也随之回缩,肺内气体排出体外,即为呼气。对呼吸停止的人,可根据以上原理用人工被动扩张与缩小胸廓的方法,使空气重新进出肺里,以实现气体交换,称为人工呼吸法。人工呼吸方法较多,最有效的是口对口吹气法。

口对口吹气法:伤员仰卧,头部置于极度后仰位,打开口腔并盖上一层纱布。救护者一手托起患者下颌,掌根部轻压环状软骨,使其间接压迫食道,以防吹入的空气进入胃内;另一手捏住患者鼻孔,深吸一口气后,对准患者口部吹入。吹气完后,立即松开捏住鼻孔的手。如此反复进行,每分钟吹气 16～18 次。

注意事项:施行人工呼吸前,应迅速摘除假牙,消除患者口腔、鼻腔内的分泌物或呕吐物,松开衣领、裤带和胸腹部衣服。开始时,吹气的气量和压力宜稍大些,吹气 10～20 次后应逐渐减少,以维持上胸部轻度升起为度。牙关紧闭者,可采用口对鼻吹气法,救护者一手闭住患者口部,以口对鼻进行吹气,其他操作与口对口吹气法相同。

三、胸外心脏按压法

心脏位于胸腔纵隔的前下部,前邻胸骨下半段,后为脊柱,其左右移动受到限制。胸廓具有一定的弹性,按压胸骨体下半段,可间接压迫心脏,使心脏内的血液排出;放松按压时,胸廓恢复原状,胸膜腔内压下降,静脉血则回流至心脏。因此,反复按压和放松胸骨,即可恢复血液循环。

操作方法:病人仰卧在木板或平地上。救护者双手手掌重叠,以掌根部放在病人胸骨体的下半段,肘关节伸直,借助自身体重和肩臂肌的力量,适度用力下压,使胸骨体下半段和相连的肋软骨下陷,随后立即将手放松(掌根不离开病人身体),如此反复进行。成人每分钟按压 100～120 次,按压深度 5～6 cm。

注意事项:救护者只能用掌根压迫病人胸骨体下半段,不可将手平放,手指要向上稍翘起与肋骨离开一定距离;按压方向应垂直对准脊柱;按压时应带有一定的冲击力;用力不可太轻或太大,太轻不能起到间接压迫心脏的作用,太猛会引起肋骨骨折。在就地进行抢救的同时,要迅速请医生来处理。

按压有效的表现:摸到颈动脉或股动脉搏动,上肢收缩压在 60 mmHg 以上,口唇、指甲床的颜色比挤压前红润,有的病人呼吸逐渐恢复,原来已散大的瞳孔也随着缩小而趋恢复。若出现以上表现,说明按压有效,应坚持做到病人出现自动心跳为止;如果没有出现上述表现,则说明按压无效,应改进操作方法和寻找其他原因,但不可轻易放弃现场抢救。

一般认为,病人死亡具有呼吸停止、心跳停止、瞳孔散大、对光反射消失和角膜反射消失等四个征象。若只出现征象,并非真死,称为假死;如果四个征象都存在,而且用手指捏眼球时,瞳孔变成椭圆形,即为真死。近些年来研究认为,判定机体死亡的标志是脑死亡。脑死亡后,各器官系统的功能将在一定时间内先后停止,而判定脑死亡的主要根据是不可逆昏迷和大脑无反应、呼吸停止(至少进行人工呼吸后仍无自动呼吸)、瞳孔散大且固定、神经反射消失、脑电波消失等,医学上一般认为以上五项检查结果持续存在而无逆转倾向时,即可宣告死亡。

第三节 贴扎的应用

一、运动贴扎的原理

贴扎是一种将胶布贴于皮肤帮助肌肉骨骼系统的非侵入性治疗。目的为固定关节位置及限制软组织的活动。

（一）贴扎的作用

大量文献表明运动贴扎可以减少踝关节力学上的不稳定性，降低扭伤的发生率。在预防和治疗各种伤害上，将运动贴扎作为机体各组织恢复的标准操作方式，已经有将近 70 年的历史了。贴扎分为非弹性贴扎和弹性贴扎。非弹性贴扎和弹性贴扎都具有时效性，随着贴扎时间的延长，限制作用会下降，一般认为是 20～30 min。

运动贴扎限制、支持、辅助的作用在运动中扮演着不同的角色，其使用范围可概括为预防运动损伤、紧急救护和运动康复。贴扎之前需要对贴扎部位进行评估，了解其解剖结构、损伤机制并明确贴扎目的。对贴扎基本原则的了解及掌握熟练正确的操作技巧是非常重要的。

（二）贴扎的注意事项

（1）贴扎前正确的伤病诊断。

（2）明确贴扎可能会影响运动表现，首次贴扎不宜立刻竞赛。

（3）贴扎前清洁皮肤，不可有油脂、乳液。

（4）随时调整。

（5）擦伤伤口在清洁后，先以皮肤膜固定，然后再进行包扎。

（6）可在容易摩擦的部位涂抹凡士林（起润滑油的作用），垫上垫片再进行包扎。

（7）要根据不同部位、包扎面积、男女的形态选择贴布，此外，还要根据运动项目的特点、技术动作选择适合的贴布种类与宽度。

（8）包扎时一定要确认无皱褶与间隙，并根据情况调整包扎的方向与强度，避免引起水疱。

（9）确认过程要从离心脏最远端开始，方法是掐住指尖然后松开，看皮肤颜色是否很快恢复。

（三）常用贴扎器材

1. 贴扎用品

贴扎用品包含运动贴布、弹性贴布、弹性绷带、皮肤膜和垫片等。运动贴布是最常使用的贴布，又称为白贴，主要使用在脚、踝、手腕、指等关节发生扭伤和肌肉拉伤。白贴常见宽度规格为 25 mm、38 mm、50 mm，使用在踝关节、跟腱、小腿部、肘关节和手腕关节等处，宽度为 50 mm 的贴布则使用在膝关节、腰部、大腿和肩关节等部位。

弹性贴布使用在膝、肩、肘、髋关节等肌肉多且关节可动范围大的部位。常见宽度规格为 50 mm 的贴布使用在踝关节、膝关节、大腿、肘关节和肩关节等部位，宽度为 75 mm 的贴布使用在膝关节、腰部和肩关节等部位。

皮肤膜是用来保护皮肤，用于皮肤有过敏、体毛多和损伤的部位使用。贴扎用品如图 4-1。垫片的功能是对损伤部位进行压迫和固定，使用时可进行剪裁和调整。发生急性骨折

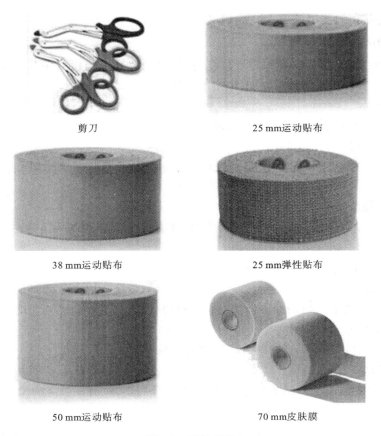

剪刀	25 mm运动贴布
38 mm运动贴布	25 mm弹性贴布
50 mm运动贴布	70 mm皮肤膜

图 4-1　贴扎用品

或韧带断裂,可搭配夹板进行固定。

2. 裁剪用品及黏喷剂和冷喷剂用品

贴扎时所使用的裁剪用品主要有鲨鱼剪、贴布剪,黏冷剂用品有助黏喷剂、去黏喷剂和冷喷剂。去黏喷剂在拆贴布时使用,助黏喷剂则在增加皮肤膜、垫片和贴布黏性时使用,冷喷剂在软组织扭伤、肌肉拉伤情况下,作为冷疗剂使用,使用冷喷剂时,距离受伤部位的皮肤15 cm,避免冻伤,或者也可以用冰敷包。

(四)撕贴布与移除贴布原则

(1)修整指甲,勿沾油污。

(2)双手指腹施力,将贴布撕开,可将贴布朝相反方向利用剪切力撕开,或用手肘力量将贴布向两边撕开。

(3)移除贴布可使用鲨鱼剪或钝头贴布剪,避开骨突位置顺剪拆除。

(4)拆除贴布应搭配使用去黏剂。

(5)检查皮肤状况,如果有异状需要就医检查。

（五）运动贴布的使用技巧

1. 皮肤膜的使用方法

达到保护贴扎部位即可，无须过度包扎，操作时要求完整包覆要贴扎的部位，在贴扎过程中不可产生空隙、卷曲或皱折，脚跟处可允许露出。

2. 固定锚点

固定锚点的目的是为贴扎的施行增强固着力。

3. 马镫式贴法

马镫式贴法又叫 U 字形贴扎，是增强踝关节强化效果的贴扎方式，可抑制踝关节的内翻和外翻动作。

4. 马蹄式贴法

马蹄式贴法主要应用在抑制踝部的动作中，其功用在于限制踝关节的左右旋动作。

5. 编篮式贴法

马蹄式贴法与马镫式贴法交替运用。

6. 8 字形贴法

8 字形贴法的功能与目的在于增强贴扎的稳固性，以达到抑制关节活动的效果。

7. 锁跟贴法

锁跟贴扎的主要功能在于抑制后踝部的内外翻动作。

8. 交叉贴法

交叉贴法主要应用于抑制关节的活动，同时提升韧带、肌腱及肌肉机能。

9. 平行贴法

纵向贴扎应用在膝、肘关节部的肌腱及韧带的补强，横向贴扎应用在大腿、腰部及脚部的固定压迫。

10. 螺旋贴法

螺旋贴法主要应用在抑制关节的活动中，以螺旋的方式跨越关节贴扎。

11. 压制贴法

压制贴法的功能在于抑制关节的活动并加压保护。贴扎方法是将具有伸缩性的贴布，从中心处撕成两半，以开口状贴扎在关节处。此种贴扎法主要应用在膝关节及肘关节处，其优点是不影响关节的正常动作，但会限制关节的可动范围。

12. 环状贴法

环状贴法主要应用在收尾的贴扎方法，可强化其他贴扎方法的功能，并加以固定。

13. 穗状型贴法

穗状型贴法主要用于拇指关节的贴扎方法，稳定关节的效果较好。

二、肌内效贴扎

（一）肌内效贴的原理和作用

肌内效贴布是由日本医师 Kenzo Kase 所研发，它与一般运动员常用的运动贴布（白贴）

不同,因为运动贴布没有伸缩性,其主要功能为固定和保护。而肌内效贴布具有伸缩性,它的效用主要是利用贴布的黏弹性质与力学方向,配合肌动学及生物力学的原理,针对特定的肌肉给予强化或放松治疗。

其原理:利用贴布在皮肤上产生皱褶,增加肌肉与筋膜之间的间隙,增大皮下空间,促进淋巴循环,带走导致疼痛的化学物质,解除疼痛。

其功能:吸收机械力来保护身体;支撑姿势及促进平衡能力;帮助重建受外伤的组织;稳定肌肉及脂肪,维持体温。

其结构:由柔软透气有弹性的纯棉布(不含乳胶及药性)加上螺纹状的低敏胶组合而成。

肌内效贴扎广泛应用于体育领域,用于激活肌肉,促进肌力,也可以用于放松肌肉,缓解疲劳。肌内效贴扎还应用于医院各科室,如牙科、骨科、康复科等。肌内效贴扎还可以广泛应用于日常生活中,例如止痛、消肿除瘀等。

(二) 肌能贴扎的技巧

贴扎时应考虑:肌肉的大小、动作的功能、肢体的活动度、治疗的位置、治疗的目标、贴布的功用、贴扎的顺序。

1. 贴扎方向

贴扎的方向决定贴扎的应用。将贴布从肌肉起点贴至止点促使肌肉收缩,将贴布从肌肉止点贴至起点促使肌肉放松。

2. 各种形状的贴布功用

(1) I 形贴布:可使用在所有肌肉上,促进肌肉收缩、强化动作或者放松大面积的肌肉.

(2) Y 形贴布:放松肌肉。一侧沿着肌肉的起始部位(沿脊柱)贴扎,一侧顺着肌肉走向外侧,脊柱两侧对称贴扎。用来放松(伸展)肌肉或帮助收缩(支撑)软组织。

(3) X 形贴布:缓解疼痛。

(4) 散状形贴布:消肿。使用八爪鱼贴法可促进皮下体液和淋巴液流动,加速退肿。

3. 贴扎顺序

贴扎顺序:散状形贴布—X 形贴布—Y 形贴布—I 形贴布。

动刀越多的贴布力量会弱些,作用会浅些,所以越先贴。

4. 贴扎流程

贴扎流程:消毒—摆位—贴扎。

5. 注意事项

注意知识基础:身体架构、肌肉走向、帮浦运动(机械回转运动)、淋巴按摩、血液循环、肌肉放松运动及技巧、肌力增强技巧、运动效率提升、力学分析、相对运动、拮抗原理等。

6. 基本使用要领

贴扎部位的彻底清洁与消毒;贴布剪裁的刀法要利落;贴布的胶面避免接触水分与其他物质;尽量 1～2 次完成贴扎动作;不要过度拉扯贴布,初学者可以多使用贴布的自然拉力;使用中如果有皮肤痒或红疹请停止使用;撕去胶布应顺毛发成长方向慢慢撕去;剪刀使用前后要用酒精擦拭去除残胶。备注:勿在伤口上使用,贴扎后不影响做电疗及运动疗法。贴扎前需要明确贴扎目的。

第四节　常见运动性病症的处理及防护

一、过度训练

过度训练这一术语的名称和定义目前尚未统一,这一术语在各国体育界已广泛采用,但也有的国家称为过度训练综合征、过度劳累、运动过度和肌肉过度紧张等,我国采用的是过度训练。目前,国外的多数学者将过度训练定义为:过度训练是训练与恢复、运动和运动能力、应激和耐受能力之间的一种不平衡。我国学者认为过度训练是机体机能与运动负荷不相适应,以致疲劳连续积累而引起的一系列功能紊乱或病理状态的心理-生理反应的综合征。

(一) 原因与发病机制

1. 训练安排不当、训练方法单调

在训练中未遵守循序渐进性、全面性和系统性训练原则,运动负荷过大或持续进行大运动量负荷训练,超过了人体的负担能力。比较常见的现象是教练员或者运动员为了急于出成绩,随意增加运动负荷造成运动负荷增加过快。训练方法单调、训练内容单一是另一个常见的原因。常常缺乏根据运动员个人特点、机体状况、季节和地理环境进行训练计划的适当调整,缺乏全面身体素质和心理素质的训练。

2. 比赛安排不当

常常见于连续比赛而缺乏调整、缺少足够的休息;赛后体力未完全恢复就进行大运动量负荷训练;运动员伤病后过早参加比赛等。

3. 其他原因

运动员生活规律遇到破坏、各种心理因素、饮食营养不合理和环境不良等。

过度训练的发生不是单一因素引起的,往往发生在上述几种因素的共同作用下。在相同的条件下,运动员是否发生过度训练取决于多种因素。

过度训练的发病机理目前还不是十分清楚。有的学者认为,过度训练的发病基础是由于运动员神经系统的过度紧张,连续疲劳使大脑皮层兴奋与抑制之前的平衡性遭到破坏,造成过度兴奋或过度抑制,是一种"神经官能症"。有的学者认为过度训练,不仅仅是神经系统功能紊乱,强调过度疲劳是过度训练的前提,在过度疲劳的基础上出现机体的内脏器官、内分泌系统、运动系统的形态和机能的改变。

(二) 症状与体征

1. 过度训练早期

一般无特异性症状。早期临床表现主要集中在神经系统和心理方面。常出现疲乏无

力、疲倦、精神不振、头晕、睡眠障碍、记忆力减退、反应迟钝等症状。运动员出现无训练欲望或者厌烦训练,在训练中疲劳出现过早或训练后疲劳加重且不易恢复。此外,也可出现胸闷、心悸、气短、食欲不佳、恶心、呕吐、腹胀等。

2. 过度训练晚期

晚期症状加重,异常体征及其他客观指标异常出现增多。机能试验反应异常,血红蛋白下降,负荷后血乳酸增多,尿蛋白增多等。

1)心血管系统症状

心悸、胸闷、心律失常,严重者出现明显的收缩期杂音,心电图检查往往出现异常改变:如 P-R 间期延长、QRS 间期延长、ST 段下降、T 波方向改变等;晨脉加快,血压常常升高,心血管系统联合机能试验出现脉搏、血压恢复过程缓慢和不良反应,血液化验检查少数人血红蛋白降低、血细胞总数增高等。

2)消化系统症状

食欲不振、恶心、呕吐、腹痛、腹胀、腹泻或便秘等胃肠功能紊乱,个别运动员可能出现消化道出血症状。

3)运动系统症状

肌肉持续酸痛、肌肉僵硬、肌肉痉挛、肌肉微细损伤炎、跟腱炎、髌腱周围炎等。

4)其他症状

常常出现全身乏力、体重持续下降,运动成绩下降、运动后尿异常如蛋白尿、血尿、管型尿等,免疫力下降。女运动员还会引起月经紊乱,男运动员可引起血浆睾酮水平降低。

(三)处理

过度训练处理的基本原则是消除病因、调整训练内容或改变训练方法、加强各种恢复措施和对症治疗。

1. 调整训练

对轻度的过度训练者,主要是调整训练计划,可以从训练内容和训练方法上进行调整,如减少运动量、控制训练强度和减少力量性练习等。但不应完全停止训练,以免出现"停训综合征"。一般经过两周左右的时间即可基本消除,恢复正常训练。

对比较严重的过度训练者,除减少运动量外,宜减免大强度、大力量性训练,暂停专项练习,训练以健身为主,持续几周到几个月。对严重过度训练者,须完全停止训练,并转换训练环境进行一段时间的疗养和药物治疗。

2. 各种恢复措施

一般包括营养物质的补充,如高能量物质、高糖、各种微量元素和维生素,如补充复合维生素 B、维生素 E、维生素 C 等。

3. 对症治疗

过度训练的对症治疗主要是改善睡眠,增加睡眠时间,必要时可适量服用镇静药(如甲丙氨酯)或安眠药(如水合氯醛)和中成药(如人参、刺五加等)。减轻心理负担,增加文艺欣赏,采用必要的恢复手段(如温水浴、按摩)和从事医疗体育等。在医务人员监督下,还可酌情采用小剂量激素治疗,大多数过度训练者经过治疗后可以恢复健康。

(四)预防

过度训练预防的关键应根据运动员的具体情况制订合理的科学的训练计划。考虑运动员性别、年龄、身体发育状况、训练水平和训练状态等具体情况,逐渐增加训练量,避免骤然增加训练量的方案。对优秀运动员训练量的安排应注意节奏性,即大、中、小运动量有机配合;对青少年运动员除了专项训练外,应加强全面训练,特别是提高身体素质的基本训练。加强医务监督,增强队医、教练员、运动员之间的交流沟通和相互配合。做到早发现、早诊断、早调整、早治疗。

二、运动应激综合征

运动应激综合征是指运动者在比赛或训练时,运动负荷超过了机体的承受能力而发生的生理功能紊乱的病理现象。常在一次剧烈的训练或比赛后即刻发生,或者在训练后、比赛后短时间内发生。运动应激综合征的临床表现类型很多,轻重程度差异较大,可涉及一个系统或几个系统。多发生在中长跑、马拉松、自行车、足球、划船等运动项目中。

(一)原因与发病机制

运动应激综合征多发生在训练水平低、比赛经验较少的新手身上或因伤病长期中断运动训练后突然进行剧烈运动或参加比赛的运动员,有时也发生在受巨大精神刺激后的高水平运动员身上,为一种急性的运动性疾病。运动应激综合征也可以发生在患有心血管疾病的人群参加剧烈运动时,严重时可导致猝死。

运动应激综合征的发病机制十分复杂,目前尚在进一步探讨中,一般临床上表现为四种类型。

1. 昏厥型

昏厥型运动应激综合征的产生是由于供血量的减少或脑血管痉挛引起脑缺血造成的。如举重时晕厥,是由于胸腔及肺内压骤然剧增,造成回心血量减少,致使心输出量锐减,造成短暂的脑供血不足。再如重力性休克晕厥,如田径运动员疾跑后突然停止活动时,肌肉的收缩活动骤然停止,致使血液大量聚积于下肢,造成循环血量明显减少,血压下降,引起脑缺血。还有一种强烈刺激后发生的晕厥,常常发生在高水平运动员参加重大国际性比赛时,表现为紧张剧烈比赛后运动员突然丧失意识。

2. 脑血管痉挛型

发病机理可能与运动时脑部供血障碍或存在某些脑血管先天畸形有关。

3. 急性胃肠道综合征型

在激烈运动和情绪紧张时交感神经占优势,胃肠血管收缩致胃局部血液循环障碍,导致胃黏膜出血性糜烂甚至溃疡。再者运动员原患某些消化道慢性疾病,因运动诱发应激出血。

4. 急性心功能不全和心肌损伤型

运动剧烈时交感-肾上腺髓质系统兴奋使心率加快、心肌耗氧量增加,心脏负担过重而直接诱发心肌出血、水肿、炎症、心脏急性扩张等变化而导致心肌缺血、心肌梗死和急性心力衰竭。或者是在原患有某些心脏病(马凡氏综合征、风湿性心脏病和病毒性心肌炎、肥厚性心脏病和冠状动脉先天发育畸形等)的基础上诱发。还可能因胸部受到直接打击:可见于拳击、足球、摔跤等有身体接触的运动项目,导致血管运动神经反射作用引起心脏循环系统休克。

(二) 症状与体征

1. 昏厥型

昏厥型主要表现为运动中或运动后一过性意识丧失。昏厥前,常伴有头晕、耳鸣、眼前发黑、面色苍白、出冷汗、乏力等。昏厥后,意识丧失、脉搏增快或正常、血压下降或正常、呼吸减慢或加快、手足发凉。清醒后,精神不佳,主诉全身无力,常伴有头痛、头晕、恶心和呕吐等现象。

2. 脑血管痉挛型

脑血管痉挛型表现为在运动中或运动后即刻出现一侧肢体麻木,动作不灵活,常伴有剧烈的恶心和呕吐。

3. 急性胃肠道综合征型

急性胃肠道综合征型表现为剧烈运动后即刻或运动后不久,轻者出现面色苍白、头痛、头晕、恶心、呕吐、上腹痛,较重者可呕吐咖啡渣样物,化验潜血试验阳性。

4. 急性心功能不全和心肌损伤型

急性心功能不全和心肌损伤型表现为运动中或运动后不久,出现面色苍白、呼吸困难、发绀、步态不稳、恶心、呕吐、咳嗽、咯血、胸痛和右肋部痛,甚至意识丧失等急性心功能不全症状;检查时可见心律不齐、脉搏快而弱、血压下降等。

(三) 处理

出现运动应激综合征均应中止运动。昏厥型病情较轻者,让其平卧,头稍低位,保持呼吸道通畅,注意保暖,较重者可给予吸氧,静脉注射高渗葡萄糖液;急性胃肠道综合征型尤其是发生胃出血后应休息观察,进流质、半流质饮食或软饮食,必要时可用止血药,出现急性心功能不全者,应立即采取半卧位,现场给予吸氧;伴昏迷者,针刺或点掐人中、百会、涌泉等穴位;伴呼吸、心跳停止者,立即进行人工呼吸和心脏叩击或胸外心脏按压,并同时呼救,转送医院进一步抢救。

(四) 预防

运动前做好身体检查,当运动员集训或参加激烈比赛前,应做全面的体格检查,以排除某些潜在性疾病,如患有心血管系统、消化系统疾病等均不应进行剧烈运动或参加比赛。遵守科学训练和比赛的原则。加强训练或比赛时的医学观察或自我监督。

三、运动性低血糖症

在正常情况下,人体通过神经、体液和多种酶的控制和调节,血糖浓度维持在正常范围内。当血糖的生成或利用过度时即会发生低血糖症。正常人早晨空腹血糖浓度为 80～120 mg/100 mL，当血糖浓度低于 55 mg/100 mL 时就会发生一系列的临床症状，称为低血糖症。当血糖低于 10 mg/100 mL 时会出现深度昏迷，称之为低血糖性休克。运动中低血糖症的发生，多见于长跑、超长跑、长距离滑雪及自行车运动等项目运动比赛过程中或结束后。血糖是葡萄糖在体内的运输形式，亦是细胞，尤其是脑细胞能量的主要来源。当发生低血糖时，中枢神经系统的功能首先受到影响，造成脑功能不全。严重和持续时间较长的低血糖可导致脑细胞不可逆的损害，甚至发生死亡。

（一）病因与发病机制

1. 糖摄入不当

训练或比赛前糖的摄入不足或过量补糖。运动前食物摄入不足致使体内糖原储备不足，运动中又没有及时补充消耗的糖。再或者是由于训练或比赛前过量补糖引起。随着大量的葡萄糖在短时间内快速进入血液，导致血糖浓度迅速提高，刺激机体胰岛素分泌量增加，可迅速引起血糖浓度下降，出现"回跃性低血糖症"。

2. 糖大量消耗

长时间的剧烈运动消耗了体内的大量血糖，常见于自行车、超长距离跑、长距离滑冰、滑雪等运动项目比赛过程中或结束后。

3. 紧张及其他因素

赛前精神过于紧张，强烈的情绪波动以及患病、饥饿或过度使用降糖药物等情况，干扰了中枢神经系统糖代谢调节机制，刺激胰岛素的分泌量增加，导致了低血糖的发生。

（二）症状与体征

低血糖症是一个综合征，患者的临床症状个体差异较大，不一定与血糖下降的速度、程度和持续时间有关。症状轻者，有明显的饥饿感及头晕、眼花、面色苍白、出冷汗、心慌和乏力等症状。严重者神志模糊，思维、语言迟钝，步态不稳，视物不清，出现精神错乱、狂躁易怒，甚至直接表现为精神行为异常、癫痫样发作或昏迷。检查时可见四肢湿冷、脉搏细速、呼吸短促、瞳孔扩大、血压或无明显变化，血糖浓度下降至 50 mg/100 mL 以下。有些低血糖患者也可在发病初期直接表现为突然昏迷。

（三）处理

低血糖症为临床急症，如果低血糖持续时间较长，会使脑细胞呈不可逆性损害而发生死亡，因此，要采取积极有效的急救措施。本症确诊后，轻者平卧休息，注意保暖，意识清醒者给予口服湿热糖水或少量含糖流质饮食，症状短时间便可消除。症状较重或出现昏迷者，可以点掐人中、百会、涌泉和合谷等穴，配合双下肢按摩。应迅速静脉注射 50% 葡萄糖 40～100 mL，一般即可纠正低血糖及消除症状。若病情仍不缓解，可继续予以 5%～10% 葡萄糖液静脉点滴，并迅速请医生前来处理。

（四）预防

平时训练水平低、缺乏锻炼、身体机能差或空腹饥饿者，一般不宜参加长时间的剧烈运动,如马拉松、自行车和长时间跑等项目。进行长时间运动或比赛前应适当补充糖类食物或葡萄糖,并在运动过程中还需要适量补充含糖饮料。少年儿童由于体内肌糖原、肝糖原储备较少,加之代谢旺盛,运动前和运动中尤应加强补充血糖,以防止血糖症的发生。减肥者在进行运动结合节食减肥时,不可过分节食,应注意基本的营养平衡。积极治疗原发病和合理用药,避免过度用药引起的低血糖症。对经常发生低血糖的人群,应随时准备一定量的糖块。

四、运动性晕厥

晕厥是指暂时性脑供血不足或血中化学物质变化所致的意识短暂紊乱或丧失,也是运动应激综合征的一种表现形式。晕厥发生时,大多数表现为突然晕倒,短时间意识丧失,而各种反射依然存在。

(一) 原因和发病机制

由于血压急剧下降和心输出量突然减少引起脑血流量骤减而导致晕厥,因此凡能引起血压急剧下降和心输出量锐减的因素均可能引起晕厥。

1. 单纯性晕厥

单纯性晕厥是最常见的一种类型,占晕厥病例总数的50%以上。各种人群均可发生,以体质较弱的青年女性多见。常常有明显的诱因,如情绪激动、受到惊吓、见到出血或恐怖场面、接受注射或针灸治疗等,也可见于运动员发生运动应激综合征时。这是由于神经反射使血管紧张性降低,引起急性广泛性周围小血管扩张,血压降低,导致脑部缺血缺氧引起晕厥。

2. 直立性低血压

直立性低血压常常发生在长时间站立不动或久蹲后突然起立,长期卧床后突然站立时都可引起晕厥。这是由于体位的突然变化,肌肉泵和血管调节功能发生障碍,致使回心血量骤减和动脉血压降低,引起脑部暂时供血不足而产生晕厥。可发生在完成游泳比赛的站立位。

3. 胸内和肺内压增加

举重者在完成大重量挺举时,由于憋气引起胸腔及肺内压剧增,造成回心血量减少,致使心脏输出量急剧减少,造成短暂脑供血不足,可发生持续20～30 s的晕厥状态。

4. 重力性休克

疾跑后突然停止而引起的晕厥称为重力性休克。多见于竞赛运动,尤以短跑、中跑为多见,有时自行车和竞走运动时也可发生。人体在进行下肢为主的运动中,下肢肌肉内的毛细血管大量扩张,血流量比安静时增加20～30倍,这时依靠肌肉有节奏的收缩和舒张以及胸腔负压的吸引作用,血液得以返回心脏,当运动者突然停止运动时,肌肉的收缩对静脉的节律性挤压作用骤然停止,使大量血液聚集在下肢,造成循环血量明显减少,血压下降,心搏出量减少,脑供血不足而造成晕厥。

5. 血液中化学成分的改变

低碳酸血症或低血糖也可以引起意识丧失。癔症发作或其他原因引起的持续深快呼吸,发生过度通气,CO_2过多排出,可引起低碳酸血症。无论何种原因引起的血糖水平下降都可出现脑组织对葡萄糖摄取减少,对氧的利用能力下降。长时间剧烈运动后,体内血糖消耗产生的低血糖反应也可能导致晕厥,如参加长跑、马拉松、长距离游泳、滑雪和公路自行车等运动项目。有低血糖病史的人进行运动时易诱发低血糖。

6. 心源性晕厥

心源性晕厥为心脏本身的功能不良而导致的晕厥,如某些先天性心脏疾病、急性心肌梗死、严重的心律失常等。心源性晕厥可发生在足球、篮球、网球、冰球、马拉松和慢跑等运动项目中。青年和中老年均有发生,以中老年为多见,激烈运动时心机需氧量增加,特别是已经患有冠状动脉狭窄的患者在激烈运动时,原已狭窄的冠状动脉不能满足心肌供血需要。运动本身可刺激儿茶酚胺分泌增加或动脉壁的敏感性增加,引起冠状动脉痉挛,产生心肌供血不足,心输出量减少和脑供血不足而发生晕厥。运动还可激发没有器质性心脏病的人发生心律失常,如阵发性心动过速期间发生短暂的晕厥。

（二）症状与体征

昏倒前,病人感到全身软弱无力、头昏、耳鸣、眼前发黑;晕厥时病人失去知觉,突然昏倒,昏倒后,面色苍白,手足发凉。检查可发现脉搏细而弱,血压降低,呼吸减慢。轻度昏厥,一般在昏倒后不久由于暂时的脑部缺血得以缓解,能很快恢复知觉。醒后仍有头昏、全身无力等症状。

（三）处理

发生晕厥以后应让患者平卧,头部稍低并偏向一侧,以免呕吐物或舌根后坠堵塞呼吸道;松开衣领和腰带,足部略抬高,这可增加脑血流量。注意保暖防暑,同时可以进行双下肢向心性按摩,以促进血液回流。针刺或点掐人中、百会、合谷和涌泉等穴位,一般能很快恢复知觉。患者清醒后可服用热糖水和维生素 C 及维生素 B_1 等,并注意休息。

（四）预防

晕厥的主要危害在于晕厥发生刹那间摔倒后的骨折和外伤。运动的特殊环境如空中、水下和高原,以及运动时速度、力量和方位的迅速变化,突发的意识丧失会导致严重的后果,如头颅外伤、溺水或窒息等,这些后果远远超过晕厥本身的危害。因而晕厥的预防显得尤为重要。

坚持科学训练的原则,疾病恢复期或年龄较大者必须按照运动处方进行运动。避免发生过度疲劳、运动应激综合征等运动性疾病,平时要加强体育锻炼,增强体质,提高健康水平。

疾跑后不要立即站立不动,应继续慢跑并调整呼吸,然后再停下来,如果疾跑后感到很虚弱,应让别人扶着走一段路,以免昏倒。久蹲后避免突然起立,应慢慢起立,如感到有头晕等前驱征象时,应立即俯身低头或仰卧。进行长距离运动时注意及时适量补充糖、盐和水分。

五、运动中腹痛

运动中腹痛是指由于运动本身引起或诱发的腹部疼痛,是运动中常见的症状,时常在运动过程中或运动结束时发生。主要见于中长跑、竞走、马拉松、自行车和篮球等运动项目,男性的发病率高于女性,以右上腹痛为多见。

(一)病因与发病机理

运动中腹痛的发生和运动员的身体机能状况、训练水平和运动前准备活动情况,以及运动前饮食状况等因素有关。这些因素往往是运动中腹痛的潜在原因。在原发性疾病的基础上由于运动而诱发腹痛也是引起运动中腹痛的原因。

1. 肝脾瘀血

肝脾瘀血发生的主要原因是运动员准备活动不充分,心功能水平低下,以及运动中呼吸动作的协调性较差。如果运动前的准备活动不充分或者准备活动的运动强度过大,由于内脏器官的生理惰性没有完全消除,内脏器官的机能不能满足剧烈运动的需要。尤其是循环系统功能低下,心肌收缩力较弱的情况下,下腔静脉压增高,从而造成肝脾瘀血肿胀,增加了肝脾被膜张力,使被膜上的神经受到牵扯而产生腹部疼痛。运动中呼吸不协调、急促而表浅的呼吸,可使胸膜腔内压上升,影响下腔静脉回流,同样可造成肝脾瘀血。

2. 胃肠道痉挛或胃肠功能紊乱

运动时发生胃肠道痉挛,可能是剧烈运动使血液重新分布,骨骼肌血流量增加,胃肠道血流量减少,仅为安静时的 $30\% \sim 40\%$,大量血液从腹腔内转移到了骨骼肌,导致胃肠道缺血、缺氧,引起胃肠道的痉挛和功能紊乱。另外,运动前饮食不合理也会造成胃肠道痉挛,比如饭后过早参加运动,运动前吃得过饱,喝水过多,空腹运动,以及运动前吃了易产生气或难消化的食物,都可发生胃肠道蠕动增强或痉挛而引起腹痛。

3. 呼吸肌痉挛

运动过程中呼吸动作不协调,呼吸与运动节奏不合理,呼吸急促、表浅,可使得肋间肌、膈肌等呼吸肌收缩过于频繁,严重者出现痉挛性收缩而引起腹痛。此外,准备活动不合理或者不充分时,也会影响呼吸肌的机能状态,造成呼吸肌缺氧,从而使腹痛加剧。由此产生的腹痛一般为钝痛,以季肋部和下胸部疼痛最为常见,与呼吸活动有关,当呼吸加深时,疼痛明显。

4. 腹内和腹外病变

腹内病变常见的有病毒性肝炎、胆道疾病、消化道溃疡、炎症等腹部病变是运动中腹痛的潜在因素,运动可使病变器官受牵扯震动等刺激而诱发腹痛。腹外病变常见的有右肺下叶肺炎、胸膜炎、肾结石以及腹肌损伤。运动员的腹肌损伤并不少见,但容易被忽视。

(二)症状与体征

运动中腹痛程度与运动强度、运动量大小密切相关。在低强度和小运动量运动时,腹痛往往不明显,而运动强度和运动量增加时,腹痛随之加剧。直接由运动引起的腹痛,多数为钝痛、胀痛。腹腔脏器有病变者,则多为锐痛、牵扯痛、钻顶样痛及阵发性绞痛等。

腹痛的部位,依据病变脏器所在解剖位置而不同。肝脏瘀血肿胀、肝炎、胆道疾病为右上腹痛;脾脏瘀血肿大为左上腹痛;胃痉挛、急慢性胃炎、胃溃疡和十二指肠溃疡多为中上腹痛;肠痉挛、急性肠炎、肠套叠或者肠道蛔虫多为腹中部疼痛;阑尾炎、髂腰肌痉挛时为右下腹痛;呼吸肌痉挛则季肋部痛。

(三)处理

运动中出现腹痛,首先适当减小运动强度,调整呼吸节奏,加深呼吸,同时用手按压疼痛的部位或弯腰跑一段,一般疼痛可得到缓解。如经上述处理疼痛仍然不能缓解,则应停止运动,口服解痉药(如阿托品),针刺或点掐足三里、内关、三阴交等穴位,进行腹部热敷。如果仍然无效应请医生处理。

(四)预防

遵守训练的科学原则,循序渐进地增加运动量。加强全面训练,以提高人体生理机能。合理安排饮食,运动前不宜饱餐或饱饮,饭后 1.5 h 后才能参加运动。运动前做好充分的准备活动,运动中调整呼吸节奏,中长跑时合理分配速度,注意呼吸和动作的协调性。对各种疾病引起的腹痛,应积极彻底治疗原发病,同时在医生的指导下进行体育活动。

六、肌肉痉挛

肌肉痉挛是肌肉发生不自主的强直性收缩,俗称抽筋。运动过程中最容易发生肌肉痉挛的是小腿腓肠肌,其次为足底部的屈肌、屈趾肌。最容易发生肌肉痉挛的运动是游泳。

(一)病因及发病机理

1. 低温刺激

在寒冷低温的环境中运动,肌肉可因低温寒冷的刺激而兴奋性增高,以致引起肌肉强直性收缩,发生痉挛。多见于游泳时受到冷水刺激,以及冬季户外运动时受到了冷空气的刺激。在未做准备活动或准备活动不充分的情况下,于低温环境中运动训练就更容易发生肌肉痉挛。

2. 电解质丢失过多

高温环境中运动或长时间剧烈运动时或有些运动员急性减体重,使得机体大量排汗,体内的电解质(Ca^{2+}、Na^+、Cl^-)随汗液大量流失,造成体内电解质平衡失调。而电解质的主要生理功能之一是维持肌肉的应激性,体内电解质的平衡维持了正常的肌肉兴奋性,电解质丢失过多会致使肌肉兴奋性增高而发生肌肉痉挛。

3. 肌肉的收缩频率过快

在紧张激烈的运动训练或比赛中,肌肉收缩频率过快而放松的时间过短,破坏了肌肉收缩、舒张的协调性,使肌肉发生强直收缩引起痉挛。如在短跑、自行车运动中常可出现这种情况。在训练水平不高、新手中较多见。

4. 疲劳及肌肉损伤

身体疲劳直接影响肌肉的生理功能,疲劳的肌肉中有较多的代谢产物堆积,如乳酸不断地对肌肉刺激而导致肌肉痉挛。特别是局部肌肉疲劳时再进行剧烈运动或突然用力做动作,容易发生肌肉痉挛。

运动可能引起肌肉微细结构的损伤,使得 Ca^{2+} 进入细胞,细胞内 Ca^{2+} 增多,从而造成肌纤维收缩失控,引起局部肌肉痉挛。另外,损伤性疼痛亦会反射性地引起肌肉痉挛。

(二)症状与体征

发生痉挛的肌肉剧烈收缩发硬,疼痛难忍,触之僵硬,邻近关节因疼痛会出现暂时性功能障碍。发生肌肉痉挛的运动员不能坚持参加运动或比赛。发作常常可以持续数分钟。

(三)处理

牵引痉挛的肌肉是常用的缓解办法,适用于不太严重的肌肉痉挛,只要以相反方向牵引痉挛的肌肉,一般都可以缓解。例如:小腿腓肠肌痉挛时,可取坐位或仰卧位,伸直膝关节,缓慢用力地将足部背伸;屈肌、屈趾肌痉挛时,则将足和足趾用力背伸。同时,可配合局部按摩(如按压、揉、捏)、点穴(如承山穴、委中穴)等措施,有助于痉挛的迅速缓解。牵引过程中注意用力宜缓,切忌暴力,以防肌肉拉伤。严重的肌肉痉挛有时需要采用麻醉才能缓解。

在游泳时如果发生了肌肉痉挛,首先自己不要惊慌,如果自己无法处理或解救时,可先深吸一口气后仰浮于水面,然后采用同样方法对痉挛的肌肉进行牵引。例如:腓肠肌、足趾痉挛时,用同侧手压在痉挛侧膝盖上,另一侧手握住痉挛侧足趾,在促使膝关节伸直的同时,缓慢用力向身体方向拉,可连续重复;大腿肌肉痉挛时,可先弯曲痉挛侧膝关节,然后双手抱住小腿用力使之向大腿靠近,再用力向前伸直。上肢肌肉痉挛,可做反复用力屈伸肘关节及用力握拳、张开等动作。待肌肉的痉挛得以缓解后,不宜再继续游泳,应上岸休息,并注意保暖、局部按摩使肌肉放松。如果自己未能掌握自救方法,应立即呼救。

(四)预防

平时要加强体育锻炼,提高机体抵抗力和对低温环境的适应能力。运动前必须认真做好准备活动,对容易发生痉挛的肌肉,可在运动前适当按摩。游泳时若水温较低,时间不要过长。冬季运动注意防寒、保暖,夏季运动注意及时补充水、盐、维生素 B_1。

七、运动性中暑

中暑是由高温环境引起的,以体温调节中枢功能障碍、汗腺功能衰竭以及水、电解质丢失过多为特点的疾病。运动性中暑是近年来提出的运动性疾病之一,是指肌肉运动时产生的热超过身体散发的热而造成运动员体内的过热状态。多见于年轻的体育锻炼者、铁人三项运动员、马拉松运动员,以及在炎热季节进行长时间训练和比赛者。运动性中暑常在高温、高湿和通风不良的环境中进行运动时发生,属于一种急性的物理病因疾病。

（一）病因及发病机理

正常人的体温一般恒定在 37℃ 左右,受体温调节中枢控制,是在下丘脑体温调节中枢控制下产热与散热平衡的结果。人体的热源来自内源和外源:内源是机体代谢过程中和体内氧化过程中产生的基础热量,肌肉收缩和不自主寒战也能产生热量;外源来自环境。

人体与外界环境之间通过传导、辐射、对流和蒸发几种方式不断地进行热交换,即吸热和散热。周围环境的温度越高,人体通过辐射散热的作用越少,当气温达到 35 ℃ 或 35 ℃ 以上时,蒸发出汗成为唯一的散热途径。蒸发的快慢与空气的湿度及流动的速度有直接关系,在温度相对高的条件下,仅有的蒸发散热方式也大受影响。

运动性中暑是由于体温调节系统在运动时超载或衰竭所致。机体在运动时产生大量热量,其中 25% 用来完成机械功,其余以热的形式储存或散发,当产热或储热超过散热时就会出现体温调节系统的超载。机体在高温环境下如果运动量很大,体内产热较多,热量积累的结果使体温明显升高,有时可升至 41 ℃。高温影响人体的生理活动。

体温明显升高会导致体温调节功能失调、汗腺功能衰竭而致汗闭,发生热射病。高温环境下运动时日光长时间直接照射头部,可穿透颅骨引起脑膜充血、水肿而发生日射病。剧烈运动时,出汗过多,水盐代谢紊乱,血中氯化钠浓度降低,引起肌肉兴奋性增高,导致肌肉痉挛。在这种情况下,如果未及时补充水、盐,继续出汗,可导致脱水、血液浓缩,血液黏稠度增高,血容量不足,引起周围循环衰竭而发生热衰竭。

（二）症状与体征

根据发病机制和临床表现不同,中暑可分为下列几种综合征。

1. 中暑高热（热射病）

中暑高热又称为热射病,往往在高温环境下训练或工作数小时后发病,以高热、无汗、昏迷为特征。老年人、体弱者和慢性病患者常在夏季持续高温数天后发病。

热射病的症状轻重不等。轻症呈虚弱状态,有疲乏、头昏、头痛、口渴和多汗等,伴体温升高、脉搏和呼吸增快。重症时,有高热、无汗、昏迷。发病很急,皮肤灼热而无汗,体温可高达 40～42 ℃,意识模糊,以致完全昏迷,周围循环衰竭,血压下降,严重者可因心力衰竭或呼吸衰竭而致死。

2. 中暑痉挛（热痉挛）

运动时大量出汗引起氯化钠丢失过多,导致肌肉兴奋性增高,发生肌肉疼痛和肌肉痉挛者,称为热痉挛。轻型热痉挛只是对称性肌肉抽搐,重者大肌群发生痉挛,并呈阵发性。负荷较重的肢体肌肉和腹肌最易发生痉挛。患者意识清楚,体温一般正常,血及尿中的氯化钠浓度降低。

3. 中暑衰竭（热衰竭）

中暑衰竭又称为热衰竭,多发生于饮水不够的老年人、体弱者和婴儿,也可见于在高温下从事训练的新手、补足盐而饮水不足者。因体内无过量热量蓄积,一般无高热;患者先有头痛、头晕、多汗、恶心、呕吐、口渴,继而有明显脱水表现,皮肤苍白,出冷汗,软弱无力,呼吸表浅急促,血压下降,意识模糊或昏迷,常同时伴发热痉挛。

在临床上,三种综合征可同时存在,不能截然区分。

(三) 处理

运动性中暑较容易诊断。在炎热天气下,剧烈或长时间运动,原健康者骤然出现虚脱,首先应想到运动性中暑。各种类型的中暑患者,按临床表现轻重可分为轻症和重症。轻症患者,经过休息和一般对症处理即可好转。重症者应立即离开高温的环境进行积极抢救,场地急救时要保持呼吸道通畅,测量脉搏、血压和直肠温度,严重者要及时送往医院抢救。各种综合征的治疗分述如下。

1. 中暑高热者

应迅速有效地进行全身降温。积极使用物理降温和药物降温方法。物理降温可用:冷水(冰水)浴,温度保持在 10 ℃左右,或用冰帽;酒精擦浴,以 50% 酒精溶液,擦洗全身较大动脉行走部位、面部、胸部,但腹部和外生殖器不宜擦浴。对呼吸困难者应给氧,昏迷者可针刺人中、涌泉等穴位。日射病患者取头高足低位,头侧向一边。头部用冰袋或冷水湿敷。

2. 中暑痉挛与中暑衰竭者

根据发病原因,中暑痉挛与中暑衰竭者主要是要迅速纠正水、盐代谢紊乱,可静脉注射生理盐水或 5% 葡萄糖盐液。神志清醒者可口服含氯化钠饮料,神志昏迷者可针刺人中、涌泉等穴位,肌肉痉挛者可牵伸痉挛的肌肉使之缓解,在四肢做向心重推摩,必要时送医院。

经上述处理后,较轻的中暑痉挛、中暑衰竭和热射病的预后良好。严重的热射病患者若抢救不及时,有死亡的危险,死亡率可高达 5%～30%。体温超过 42 ℃或昏迷的患者,死亡率亦高。

(四) 预防

1. 训练时间和运动服装

高温环境下运动应合理安排训练和比赛时间,特别是耐力性运动宜安排在上午 9:00 以前和下午 4:00 以后。在比赛规则允许范围内以及训练时,应穿有利于排汗散热的浅色薄型透气的丝、棉织品,戴遮阳帽。

2. 普及中暑知识和适时补充防暑降温饮料

让运动员了解中暑的早期症状如口渴、大量出汗、注意力不集中、四肢乏力、步态不稳和头昏眼花等,使其能够酌情终止运动。另外,高温季节准备防暑降温饮料(低渗含糖盐饮料)。长时间的运动项目,如马拉松、公路自行车等,可在训练或比赛中每隔 20 min 左右供给 100～200 mL 的低渗含糖盐饮料。运动中大量出汗者,运动结束后也应注意补充适量的糖盐水。

3. 热适应性训练

热适应训练能改善人体的散热能力,防止体温过高。在高温条件下,进行 4～8 d 循序渐进性的练习,能产生对热的适应。热适应训练一般在正式训练或比赛前一周左右进行。热适应训练开始运动时强度不大,练习时间约 1 h。以后,运动量逐日增加,练习时间逐日延长 10～20 min。训练时,每运动 20 min,应休息 5～10 min。

4. 加强医务监督

在高温环境下运动应加强医务监督,身体欠佳、饥饿、疲劳和肥胖者不宜在高热环境下进行剧烈运动。

八、运动性猝死

运动性猝死是指有或无症状的运动员和进行体育锻炼的人在运动中或运动后 24 h 内发生的非创伤性死亡。猝死可能发生在参加体育锻炼的普通人群,也可能发生在高水平的优秀运动员的身上,有的可能在 30 s 内死亡,一旦发生,死亡率甚高。

根据对运动中猝死者的尸检,多数病例均可证明患有疾病,大部分为心脏病,部分为脑出血、中暑、急性出血性胃炎等。

(一)病因和发病机制

1. 心源性猝死病因

据国内外文献报道,心源性猝死占运动性猝死的绝大多数,在年轻人运动性猝死的病例中,心源性疾病比例大于 80%。心源性猝死不是由运动这个单一因素导致的,而是由运动和潜在的心脏病共同引起的致死性心律失常所致。运动中发生的心血管意外的常见疾病有以下几种。

1)冠心病

运动时发生心血管意外的疾病中,以冠心病引起心肌梗死的发生率居首位,所占比例高达 73%～95%。尤其在 40 岁以上人员或者 35 岁以上较年长的运动员运动时发生运动性猝死,冠心病是心源性猝死的最常见的原因。

心肌梗死的致病因素中剧烈运动和比赛引起的体力超支、精神过度紧张(跑步、举重和足球比赛等)占多数,尤其是年轻人发生心肌梗死。运动中,尤其是在接近终点时易发生,可能与机体处于衰竭状态有关。

2)心脏瓣膜病、心肌病及心脏传导系统的结构异常等

对于年轻运动员来说,其潜在的心脏病多为与动脉粥样硬化无关的结构性心脏病。最常见的为肥厚型梗阻性心肌病,占所有心源性猝死的 36%。其次为先天性冠状动脉畸形,占 17%～19%;患有冠状动脉先天异常的病例运动中猝死的危险性很大,其死亡病例 50% 的发生与运动有关,且死亡年龄要比与运动无关的死亡年龄小。最后为特发性左心室肥厚,占 9%～10%;其他比较少见的病因包括主动脉破裂、致心律失常性右室心肌病、主动脉瓣狭窄、QT 间期延长综合征、二尖瓣脱垂、心脏震荡、预激综合征和冠心病等。心肌炎也是运动性猝死的常见疾病之一。

3)马凡氏综合征

马凡氏综合征是一种常染色体显性遗传性疾病,主要累及全身结缔组织,引起骨骼、心血管和眼部的病变。有的病例心血管症状出现得较早,有的可多年无任何症状,而猝死为此征的首发表现,经尸检发现有升主动脉夹层动脉瘤破裂和左房室瓣中度脱垂等。患有此征

的人常身材瘦长,腿长臂长,易作为运动员选材的对象,所以在运动员选材时除重视外部条件外,还应进行详细的体检。

2. 心源性猝死发病机制

运动时由于儿茶酚胺水平升高,交感神经活动增加,更易导致血管痉挛、心肌缺血和心肌应激性增加,从而引起心律失常或心肌梗死,甚至猝死。同时,运动时血流重新分配使得肢体血管大量扩张,冠状血管可发生一过性供血不足或心肌肥厚达一定程度后,运动时血供就会发生障碍,引起心肌局部相对缺血。特别是冠状血管本身存在病变时更易发生。剧烈运动时还可以引起自主神经系统平衡失调及心肌电解质钾离子、钠离子的变化而致心肌发生代谢性坏死。

另外,运动剧烈时,可由于血管内膜出血、间质出血或粥样硬化物破裂堵塞冠状动脉,导致运动者猝死。研究发现青年人多见单纯堵塞性损害,少见梗死。运动员中常见的窦性心动过缓、QT间期延长综合征、血管先天畸形、动脉瘤等会激发运动时心律失常的发生。

以上几个方面的原因,彼此不是孤立的,有时是相互影响的,而运动是发生心血管意外(包括猝死)的促进因素。

3. 其他致病因素

1)脑源性猝死

脑源性猝死也是运动性猝死的重要原因之一。脑源性猝死主要为脑血管畸形、动脉瘤或高血压、动脉硬化所致。

2)中暑

有些资料将中暑列为运动性猝死中仅次于心脏猝死的第二大原因。体温调节紊乱可致完全健康的人发生死亡,剧烈运动尤其是耐力项目在热环境下进行,易发生中暑,甚至导致死亡。

(二) 处理

当出现猝死情况后,在场的人要立即争分夺秒地抢救。心脏发生心室纤颤时,在事发现场我们可以"赤手空拳"地除颤,手握空心拳头,在病人心前区捶击2次,如无反应,则可再捶击2~3次。对刚刚发生心室纤颤的心脏,胸前区捶击有较好的除颤效果,可以使心室纤颤消除而重新出现心脏跳动。必须注意,要及早采用,在用耳朵听不到心跳的一分钟内,实施拳击除颤效果最好。

(三) 预防

运动性猝死发生突然、病程急、病情严重,很难救治,尤其是对于心源性运动猝死而言,如何预防和避免其发生是解决问题的关键。

(1)参加运动训练或比赛前进行严格的体格检查,识别运动性猝死的高危人群。参加运动训练或比赛前进行体检是非常必要的,特别是对心血管系统的监测,包括心电图、超声心电图、运动负荷心电图,可以发现冠状动脉疾病。每年进行全面的复查,及早发现,及早预防。运动时猝死者不少是有猝死家庭史的成员。

（2）严格鉴别运动员长期训练引起的心脏生理性变化和病理性变化的区别。一些专家认为,某些运动员发生运动性猝死可能与"运动员心脏"有关。运动员出现 T 波变化、束支传导阻滞、心律失常等心电图变化时都应进行全面系统的检查。

（3）密切观察运动时出现的各种症状。对运动中出现晕厥的病例,要做全面系统的检查。对运动中或运动后出现的胸闷、胸痛、胸部压迫感、头痛和极度疲劳等症状要引起足够的重视,进行详细的检查。还应抓住猝死前的胸痛和失神等先兆,在训练调整及运动时对过度疲劳、睡眠不足也应格外注意。

（4）遵守科学训练的原则、遵守训练的卫生原则和患病后恢复训练原则。运动员不遵守训练的科学原则时,造成过度训练或过度紧张,对心血管系统有害。掌握运动的适应证和禁忌证,积极预防青少年的心肌炎、心肌病。患有流感、急性扁桃体炎和麻疹等感染后,过早参加剧烈运动均易发生心血管意外。

（5）运动员的选择注重体格检查,严密注意马凡氏综合征,特别是篮球、排球和跳高等需要身材高大的运动员项目。

（6）还需要普及心肺复苏方法,及时进行抢救。加强对运动猝死的调查和研究。

课后作业

1. 简述踝关节内翻扭伤后可使用的运动贴布的方法。
2. 简述肌内效贴扎促水肿消退的贴法。
3. 简述过度训练的征象和预防。
4. 简述运动应激综合征的治疗方法。
5. 简述运动性低血糖的原因。
6. 简述晕厥的原因、发病机制及处理方法。
7. 简述运动中腹痛的发病原因。
8. 试述肌肉痉挛的发病原因和处理方法。
9. 简述运动性中暑的类型和治疗。
10. 运动性猝死的可能原因有哪些?
11. 心肺复苏的操作方法是什么? 急救中有哪些注意事项?
12. 海姆立克急救法的操作方法是什么? 什么情况下应用海姆立克急救法?

第五章　常见骨折及防护

学习目标

(1) 掌握骨折的定义、种类及其临床表现；

(2) 掌握常见各部位骨折的诊断及防护。

本章摘要

本章详述了骨折的基本病因与分类，临床表现及治疗。介绍了各部位常见骨折的防护及治疗。

关键术语

骨折　运动　防护

第一节　骨折概述

古代医学对骨折早有认识，如甲骨文已有"疾骨""疾胫""疾肘"等病名；汉·马王堆出土的医籍也记载了"折骨"；骨折的病名出自于唐·王焘《外台秘要》。

骨折的同时往往伴有其他脏器或组织损伤，如肝、脾、膀胱、神经、血管及肌肉等，因此，对骨折患者，须做出全面的检查，以免误诊或漏诊。祖国医学在治疗骨折方面历史悠久，并积累了丰富的临床经验，在复位、固定、药物治疗及功能锻炼方面都有其独特的优点。

一、病因与分类

人体全身共有 206 块骨：颅骨（29 块）；躯干骨（51 块）；附肢骨（126 块）。附肢骨包括上肢骨（64 块）和下肢骨（62 块）。骨根据形状的不同分为四类：长骨、短骨、扁骨和不规则骨。

长骨：形态呈管状，分一体两端。体（干）中有空腔，称骨髓腔。两端膨大称骺，骨干与骺相邻部分称干骺端。幼年时干骺端为软骨称为骺软骨。成年骺软骨骨化为骺线。

短骨：呈立方形，往往成群连接在一起，具弹性、耐压，如腕骨、跗骨。

扁骨：呈板状，主要构成体腔的壁，对腔内器官有保护作用，如颅盖骨。

不规则骨：形状不规则，如椎骨。

全身骨骼图如图 5-1 所示。

骨由骨质、骨膜、骨髓和神经血管构成。骨本身也是一个器官。

骨质由骨组织构成，是骨的主要成分，分为密质和松质两种。骨密质既致密又坚硬，耐压性较大，类似象牙。骨松质由互相交叉成网的骨小梁构成，近似海绵，弹性较大。不同形态的骨其密质和松质的配布不同。长骨的密质大部分集中在骨干部，形成厚的骨管壁，中有

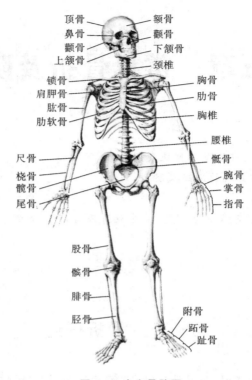

顶骨 — 额骨
鼻骨 — 颧骨
颧骨 — 下颌骨
上颌骨 — 颈椎
锁骨 — 胸骨
肩胛骨 — 肋骨
肱骨 — 胸椎
肋软骨 — 腰椎
尺骨 — 骶骨
桡骨 — 腕骨
髋骨 — 掌骨
尾骨 — 指骨
股骨
髌骨
腓骨 — 附骨
胫骨 — 跗骨
趾骨

图 5-1 全身骨骼图

骨髓腔。长骨的两端和短骨的表面也有一层薄密质，其内部则为松质。颅盖骨由内外两层密质板（内板和外板）和中间的松质构成。内外板之间的松质特称板障。密质和松质在各骨的配布情况与骨的功能相一致。例如：长骨具有支持和负重的作用，其配布管状骨周围的为一层厚密质，中央是骨髓腔；长骨的骺和短骨主要由松质构成，松质中骨小梁不同方向排列，可使压力向各方向分散，因而能承受较大的压力。

骨膜是紧贴在骨表面的一层纤维结缔组织，含有丰富的血管、神经。分为内、外两层，外层含有致密的胶原纤维，内层含有不同功能的骨细胞。骨膜具有保护、营养、再生和感觉等的功能。对骨折的愈合和形成新骨有重要作用。

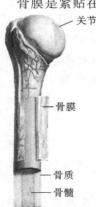

关节软骨

骨膜

骨质
骨髓

图 5-2 骨组织构成

骨髓填充于骨髓腔和松质的间隙内的疏松结缔组织，具有造血功能。骨髓可分为红骨髓和黄骨髓，在失血过多的情况下，黄骨髓可转化为红骨髓。

骨组织构成如图 5-2 所示。

骨的化学成分主要由有机质和无机质两部分组成。有机质主要是胶原纤维和粘多糖蛋白，有机质使骨具有韧性和弹性。无机质主要是钙盐，无机质给予骨硬度和脆性。不同年龄人群有机质和无机质的构成比例不同，儿童的有机质相对较高，故不易骨折，易变形。因此，幼儿骨折又有青枝骨折之称。

（一）骨折的定义及病因

骨折即骨的完整性和连续性的中断，包括明显的骨皮质断裂及骨小梁中断。儿童的骨骺分离亦属骨折，因为在骨骺的断面上可带有数量不等的骨组织。

骨折的病因可以分为两类，即内因和外因。

1）内因

1. 全身健康状况

身体强健者筋骨壮实，不易受损；身体虚弱者，平时又缺乏锻炼或长期废用者，其骨质脆弱疏松，受伤时就容易引起骨折。

2. 骨质本身状况

年龄不同，发生骨折的性质和部位亦不同，如幼儿易发生青枝骨折；18岁以下的青少年因骨骺尚未闭合，关节附近被外力撞击，则易发生骨骺分离；老年人因骨质疏松脆弱亦易发生骨折。另外，骨质本身异常也是发生骨折的一种因素，可造成病理性骨折，如先天性疾病"脆骨病"，也叫成骨细胞发育不全；营养不良性疾病如幼儿的佝偻病，成人的软骨病；内分泌性疾病如甲亢；炎症性疾病变如化脓性骨髓炎、骨囊肿等。

3. 骨的解剖结构特点

这是骨折易发生在一定部位的重要原因。如肱骨下端扁而宽，在前面的冠状窝和后面的鹰嘴窝之间，仅有一层薄的骨片，故这一部位即肱骨髁上很容易发生骨折。

4. 骨与周围软组织的特殊解剖关节

这是某一部位易发生骨折的另一个重要原因。如肱骨内上髁骨折，因跌倒时由于屈腕肌群的强力收缩所造成；某些髌骨骨折是由于股四头肌强力收缩，将骨质撕断的结果。

2）外因

1. 直接暴力

骨折发生在暴力直接作用的部位。例如，人体遭受撞击、石块打击等，在受伤处发生骨折。这类骨折多为横断或粉碎骨折，骨折处软组织损伤常较严重，易造成开放性骨折。若打击物由外向内穿破皮肤则感染率高；若发生在前臂或小腿则骨折在同一平面。

2. 间接暴力

暴力通过传导、杠杆或旋转作用使与其有一定距离的部位发生骨折。例如，从高处跳下，双足或臀部着地，而发生脊柱骨折、腰椎压缩性骨折。这类骨折多为斜形、螺旋形或压缩性骨折，软组织损伤一般较轻。包括传达暴力及扭转暴力等。骨折发生于远离外来暴力作用的部位。若为开放性骨折，多为骨折断端由内向外穿破皮肤；若骨折发生在前臂或小腿，则骨折的部位不在同一平面。

3. 肌肉拉力

肌肉猛烈收缩，可将其所附着处的骨质撕裂，造成撕脱骨折。例如，在踢足球及骤然跪倒时，股四头肌猛烈收缩，可引起髌骨骨折。这类骨折移位可能相当大，但骨折局部及软组织损伤并不严重。

4．积累劳损

长期、反复、轻微的直接或间接伤力可引起慢性骨折，称为疲劳骨折。例如，长途跋涉，可引起第二、三跖骨及腓骨干下 1/3 处的疲劳骨折，亦称行军骨折。这类骨折无移位，但愈合较慢。以上四种均是健康骨骼受暴力作用而断裂，称为外伤性骨折。

5．骨骼疾病

患病骨（如骨髓炎、骨肿瘤、骨质疏松症、成骨不全等）的抗断力较弱，遭受轻微外力即可发生骨折，称为病理性骨折。这类骨折需要同时治疗骨折和骨病。

（二）骨折的分类

（一）根据骨折处皮肤、黏膜的完整性可分为闭合性骨折和开放性骨折

1．闭合性骨折

骨折处皮肤或黏膜完整，骨折端不与外界相通，或者虽有皮肤或黏膜破裂，但伤口不与骨折端相通称为闭合性骨折。单纯骨折为单纯闭合性骨折，合并神经、肌腱及重要血管损伤者为复杂闭合性骨折。单纯闭合性骨折可按照治疗稳定与不稳定性骨折的原则来处理。而复杂闭合性骨折，合并的软组织损伤往往比骨折本身还重要。有的需要立刻处理，有的必须手术，有的可以和骨折同时处理，有的在骨折处理后要密切观察。如肱骨髁上骨折合并血管受压，在骨折复位后仍不能改进局部血运时，应立刻进行手术探查，以解除对血管的刺激压迫。合并桡神经瘫痪的肱骨干骨折，有的要先处理骨折，对神经密切观察，有的则必须早期手术探查，合并肌腱断裂的骨折则必须手术缝合肌腱尤其是手部肌腱。

2．开放性骨折

骨折附近皮肤与皮下软组织破裂，骨折断端与外界相通者称为开放性骨折。单纯开放性骨折，处理复杂，必须在伤后 6～8 h 内清创，使开放性骨折转为闭合性骨折，再根据骨折的稳定程度治疗。复杂性的开放性骨折，处理最困难，必须做到：控制感染即早期清创；整复骨折并促进其愈合；修复损伤的软组织。这类骨折往往有不同程度的污染，易引起骨组织感染。特别注意的是：耻骨骨折导致膀胱、尿道破裂，尾骨骨折导致直肠破裂的情况容易被忽视。

（二）根据骨折的程度和形态可分为不完全性骨折和完全性骨折

1．不完全性骨折

骨的完整性或连续性仅有部分中断，如颅骨、肩胛骨及长骨的裂缝骨折，儿童的青枝骨折等均属不完全性骨折。骨小梁的连续性仅有部分中断，此类骨折多无移位。

（1）裂缝骨折：又称骨裂。骨受伤后仅发生裂纹，常见于颅骨、肩胛骨等处。

（2）青枝骨折：多发生于儿童。骨虽断裂，但因儿童骨质较柔韧，不易完全断裂，仅有部分骨质和骨膜被拉长、皱折或破裂，骨折处有成角、弯曲畸形，如被折断的青嫩树枝一样。

2．完全性骨折

骨的完整性或连续性全部中断，骨小梁全部中断者，此类骨折多有移位。横形、斜形、螺旋形、粉碎性、嵌插、压缩性、凹陷性骨折和骨骺分离均属完全性骨折。

（1）横形骨折：骨折呈横形或锯齿状，骨折线与骨纵轴接近垂直。复位及外固定后，两骨折端常相互交锁，除骨折周围有强大的肌肉牵拉者外（如股骨干骨折），一般不易发生再移位。

（2）斜形骨折：骨折线与骨干纵轴斜交呈锐角。复位及外固定后，骨折端常易发生滑移，但因接触面较大，愈合较快。

（3）螺旋骨折：骨折线呈螺旋形，多由于扭转暴力引起。易发生移位，但愈合较快。

（4）粉碎骨折：骨碎裂成2块以上。骨折线有时呈T形或Y形，又称T形骨折或Y形骨折。多因直接暴力引起，软组织损伤常较严重，故多愈合较慢。

（5）嵌插骨折：长管状骨干骺端密质骨与松质骨交界处的骨折，密质骨插入松质骨内。多发生在股骨颈、桡骨远端和肱骨外科颈等处。这类骨折如果位置尚好，予以适当外固定维持原状即可。骨折断端相互嵌入，成角不大，大多不需要整复，愈合快。

（6）压缩骨折：由于松质骨因受暴力作用压缩而变形，实质上也是一种嵌插骨折。多发生在椎体或跟骨等处，如胸腰椎骨折呈楔形改变。

（7）骨骺分离：发生在骨骺软骨与骨干交界处。骨折使骨骺与骨干、骨骺的断面可带有数量不等的骨组织，见于儿童和青少年。

（8）凹陷型骨折：多由于直接暴力所致，骨片下陷，如颅骨骨折、颜面骨折。

当然，亦可根据其他标准进行不同的区分：根据移位情况可以分为稳定骨折和不稳定骨折；按骨折后的时间长短分为新鲜骨折和陈旧骨折；根据受伤前骨质是否正常分为外伤性骨折和病理性骨折等。

二、临床表现及诊断

骨折后病人会出现全身表现和局部表现，有时会出现骨折的特有体征。

（一）全身表现

单纯的骨折可无全身症状。内出血较多时，体温可略升高，通常不超过38 ℃，可兼口干心烦、尿赤便秘、夜寐不安、脉浮数或弦紧、舌质红、苔黄厚腻等。严重骨折及骨折合并重要器官损伤时，会导致全身病理性改变，出现明显的全身症状。如骨折伴有广泛的软组织损伤或合并内脏损伤时，常引起病人休克；肋骨骨折合并肺损伤的病人可出现呼吸困难等。伤后病人因疼痛和精神紧张，常有面色苍白、不安、脉搏加快等，一般经过一些时间后可好转。但骨折严重的病例，如盆骨骨折、脊柱骨折和股骨骨折等，常因大量出血，剧痛、合并其他组织器官损伤等而发生休克。应密切观察血压、脉搏、呼吸、神智等的变化，注意有无内出血、脏器或颅脑损伤，并及时进行抢救。

（二）局部表现

骨折后局部血管破损，血离经脉，阻塞络道，瘀滞于肌肤腠理而出现肿胀青紫，引起局部出血和软组织水肿，伤后1～2 d肿胀最明显。以后血液渗至皮下，血红蛋白分解，出现青紫色或黄色皮下瘀斑。肿胀严重时，可出现张力性水泡，甚至引起骨筋膜室综合征。骨折后脉络受损，气血相搏，阻塞经络，不通则痛，故骨折部均有明显的疼痛和压痛。压痛及纵轴叩击痛是诊断无明显移位骨折的重要手段,如腕舟状骨骨折,压痛为主要体征,股骨颈嵌入骨折时,纵轴叩击痛明显。骨折处一般均有程度不等的自发痛和压痛。一是环形压痛,四肢的完全性骨折,常环绕骨折处周围均有压痛,如肋骨骨折、锁骨骨折、骨盆骨折等。二是纵向叩击痛,如股骨干骨折,在伤膝关节伸直位叩击足跟时,可引起骨折处的轴向冲击痛。骨折后由于肢体内部支架的断裂和疼痛,致使肢体丧失部分或全部活动功能。但不完全骨折可无或仅有较轻的功能障碍。

(三) 骨折的特有体征

骨折的特有体征包括畸形、异常活动和骨擦音或骨擦感。骨折端移位后,可使伤处或伤肢形状改变,例如,短缩、旋转、成角畸形等。非嵌插性完全骨折,因骨失去连续性,在非关节部位出现不正常的活动,亦称假关节现象。两骨折端互相摩擦时,可听到骨擦音或感到骨擦感。一般在局部检查时可感觉到。

上述三种体征只要发现有一种,即可确诊为骨折;未出现此三种体征者,并不能排除没有骨折,例如,嵌插骨折、裂纹骨折等。后两种体征只可在检查时注意其有无,不可故意使其发生,以免增加病人的痛苦,或造成血管、神经及其他软组织损伤,甚至使嵌插骨折松脱移位。

同时,我们可以借助其他检查,如 X 线检查、CT、MRI 等。X 线检查对骨折的诊断和治疗具有重要价值,为诊断骨折的常用方法,可以确定有无骨折及其骨折的部位、类型、性质(外伤性或病理性)和骨折移位情况,有助于进一步了解骨折发生的原因、过程和性质,以便决定处理方法,同时又能验证复位和愈合情况。

三、骨折的愈合

骨折的愈合过程包括血肿机化演进期、原始骨痂形成期、骨痂改造塑形期三期。

(一) 血肿机化演进期

骨折后,骨膜、骨皮质、骨髓腔和周围软组织出血,在骨折处形成血肿。骨折端由于损伤局部血液供应断绝,有几毫米的骨质发生坏死。血肿于伤后 4~5 h 开始凝结,逐渐形成血块,与损伤坏死的软组织一起引起局部无菌性炎症。新生的毛细血管、吞噬细胞和成纤维细胞等侵入血块和坏死组织进行清除机化,逐渐形成肉芽组织,经 2~3 周转化为纤维组织。同时,骨断端附近的骨外膜与骨内膜深层的成骨细胞活跃增生,形成与骨干平行的骨样组织,逐渐向骨折处延伸增厚。此后,吞噬细胞和毛细血管逐渐减少,被机化的血肿和肉芽组织再演变成纤维结缔组织,使两断端初步连接在一起,此时纤维愈合,称为纤维性骨痂,约在骨折后 2~3 周内完成。在此期内,尚可再次整复,以调整外固定或牵引方向,从而矫正断端的对位及对线不良。

(二) 原始骨痂形成期

由骨内、外膜的成骨细胞在断端内、外形成的骨样组织,逐渐钙化形成新生骨,即膜内化骨。两者在两断端骨皮质的内、外两面,逐渐向骨折处汇合,将两断端的骨质及其间的纤维组织包夹在中间,分别称为内骨痂和外骨痂。断端间和髓腔内的纤维组织先逐渐转化为软骨组织,然后钙化而骨化,即软骨内化骨。分别形成环状骨痂和腔内骨痂,髓腔为后者所堵塞。同时断端坏死骨亦经爬行替代作用而"复活"。

膜内化骨和软骨内化骨的相邻部分是互相交叉的,但其主体部分则前者的发展过程显然较后者简易而迅速,故临床上应防止产生较大的血肿,减少软骨内化骨范围,使骨折能较快愈合。原始骨痂不断加强,至能抗拒由肌肉收缩所引起的各种应力时,骨折已达临床愈合阶段。X线片上可见骨干周围有梭形骨痂阴影,骨折线仍隐约可见。

骨性骨痂主要是经骨膜内骨化形成,其次为软骨内骨化,分别形成环状骨痂和腔内骨痂。内外骨痂沿着皮质骨的髓腔侧和骨膜侧向骨折线生长,彼此会合。外骨膜在骨痂形成中非常重要,因此在治疗中任何对骨膜的损伤均对愈合不利。临床愈合一般需要 4~8 周。此时,骨折处无压痛,沿纵轴叩击时亦无疼痛,自动或被动活动患肢时,骨折处也无异常活动,此时拍 X 线片则显示骨折线模糊,周围有连续骨痂生成,则可解除外固定,加强患肢的功能锻炼,但若此时骨折对位不良,则手法整复相当困难,调整外固定亦难以改善对位。

(三)骨痂改造塑形期

原始骨痂为排列不规则的骨小梁所组成,尚欠牢固。随着患肢的活动和负重,原始骨痂进一步改造,成骨细胞增加,新生骨小梁增多,且逐渐排列规则和致密,而骨折端无菌坏死部分经过血管和成骨细胞、破骨细胞的侵入,进行坏死骨的清除和形成新骨的爬行替代过程,骨折部位形成了骨性连接,一般需要 8~12 周才能完成。随着肢体的活动和负重的加强,通过骨折部周围肌群的作用,在应力线上的骨痂不断得到加强和改造,在应力线外的骨痂(髓腔内和皮质骨外的)逐步被破骨细胞所清除,使原始骨痂逐渐改造为具有正常骨结构的永久骨痂,髓腔再通,恢复骨的原形。骨折痕迹完全消失,儿童一般在 2 年以内,成人需要 2~4 年。骨折复位不良者可永远有骨折痕迹存在。

骨痂形成组织变化期如图 5-3 所示。

骨折的愈合标准:

(1)局部无压痛及纵向叩击痛。

(2)局部无异常活动。

(3)X 线显示骨折处有连续性骨痂,骨折线已模糊。

(4)拆除外固定后,上肢能向前平举 1 kg 重物持续达 1 min;下肢不扶拐能在平地上连续步行 3 min,并不少于 30 步。

(5)连续观察 2 周骨折处不变形。

第(2)项和第(4)项两项的测定必须慎重,防止发生变形或再骨折。

四、治疗及预后

治疗骨折的目的是尽快使骨折在良好的位置上愈合,并恢复伤肢原有功能。故必须做到以下几个方面。

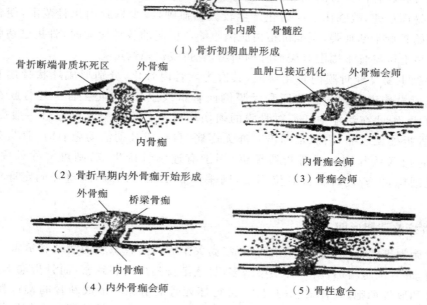

（1）骨折初期血肿形成

（2）骨折早期内外骨痂开始形成

（3）骨痂会师

（4）内外骨痂会师

（5）骨性愈合

图 5-3　骨痂形成组织变化期

（一）正确复位

正确复位是将移位的骨折段恢复正常或近乎正常的解剖关系,重建骨的支架作用。

（二）可靠固定

可靠固定是将骨折维持在复位后的位置,使其在良好对位情况下达到牢固愈合。

（三）积极地进行功能锻炼

在不影响固定的情况下,尽快恢复患肢肌、肌腱、韧带、关节囊等软组织的舒缩活动。防止肌肉萎缩,骨质疏松、肌腱挛缩、关节僵硬等并发症的发生。

复位方法主要有手法复位、牵引复位、切开复位。

固定包括外固定和内固定。合适有效的固定是骨折愈合的关键之一。它可继续维持骨折复位后的对位对线,又可以防止不利于骨折愈合的剪力旋转力和成角的活动。常用的固定方法有两类:骨折复位后,用于伤肢外部固定的为外固定,有小夹板、石膏绷带、持续牵引等;骨折复位后,用于伤肢内部的固定为内固定,有螺丝钉、钢板、三刃钉、髓内针等。内固定后,常需要借助外固定做短期或长期的协同固定,使疗效更为确实。

功能锻炼是防止发生并发症和及早恢复功能的重要保证。促进全身和局部气血循行,活跃脏腑功能,增强新陈代谢,促进组织修复;防止肌肉萎缩、骨质疏松、关节僵硬、瘢痕粘连;使复位的骨折断端间趋于稳定,为骨折愈合和肢体功能恢复创造良好的条件。

早期阶段:1~2周。促进患肢血液循环,消除肿胀,防止肌萎缩。

中期阶段:2周以上。进行骨折上、下关节的活动,强度和范围缓慢增加。

晚期阶段:骨折已达临床愈合标准。通过锻炼消除肢体肿胀,改善关节僵硬,促进关节活动范围和肌力的恢复。

功能锻炼以自动为主,被动为辅,以健肢带动患肢,动作协调对称;运动量应由小到大;运动范围也由小到大,循序渐进,切忌急躁、简单、粗暴。根据骨折的部位、类型和复位后的对位情况及稳定程度,决定锻炼的动作、范围和运动量。不利于骨折愈合的活动应禁止(如前臂骨折的早期旋转活动,外展型骨折的内收活动,股骨干骨折的早期直腿抬高活动等),以防止骨折再移位。关节脱位在复位固定后,受伤关节功能锻炼要及时,不可过早,以免再脱位,也不能过晚,以防止发生粘连。软组织损伤应力争功能锻炼尽早进行,促进肿胀消退,避免损伤组织粘连而影响肢体功能的恢复。

功能锻炼必须在医务人员指导下进行。应根据骨折的稳定程度,可从轻微活动开始逐渐增加活动量和活动时间,不能操之过急,若骤然做剧烈活动会使骨断端再移位,同时也要防止有些病人在医务人员正确指导下不敢进行锻炼,对这样的病人应做耐心说服工作。

功能锻炼是为了加速骨折愈合与恢复患肢功能,所以对骨折有利的活动应鼓励病人坚持锻炼,对骨折愈合不利的活动要严加防止,如外展型肱骨外科颈骨折的外展活动,内收型骨折的内收活动,伸直型肱骨髁上骨折的伸直活动,屈曲型骨折的屈曲活动,前臂骨折的旋转活动,胫腓骨干骨折的内外旋转活动,桡骨下端伸直型骨折的背伸桡屈活动等都应防止。

五、骨折的防护

骨折的应急处理:若有皮肤伤口及出血的情况,要清除可见的污物,然后用干净的棉花或毛巾等加压扎。四肢开放性骨折(骨折断端经伤口暴露出来)有出血时,不能滥用绳索或电线捆扎肢体。可用宽布条、橡皮胶管在伤口的上方捆扎。捆扎不要太紧,以不出血为度,并且要隔1 h放松1~2 min。上肢捆扎止血带应在上臂的上1/3处,以避免损伤桡神经。上肢骨折可用木板或木棍、硬纸板进行固定,然后用绷带或绳索悬吊于脖子上。下肢骨折可用木板或木棍捆扎固定,也可将双下肢捆绑在一起以达到固定的目的。骨盆骨折,用宽布条扎住骨盆,病人仰卧,膝关节半屈位,膝下垫枕头或衣物,以稳定身体,减少晃动。通过以上处置后,可搬运病人送医院。搬运病人动作要轻,使受伤肢体避免弯曲、扭转。搬运胸腰椎骨折患者,须由2~3人,同时托头、肩、臀和下肢,把病人平托起来放在担架或木板上。搬运颈椎骨折病人时,要有1人牵引固定头部,其他人抬躯干上担架,然后在颈、头两侧用棉衣等固定。搬运下肢骨折病人时,可由1人托住伤肢,其他人抬躯干上担架。上肢骨折者多可自己行走,如果需要搬运时,方法同下肢骨折病人一样。病人经应急处理和送医院治疗一段时间后,需要回家康复,家庭成员除应注意患者用药、营养饮食外,着重加强护理,协助早期功能锻炼。

骨折的防护措施如下。

(一) 注意日常安全

在运动、日常生活及工作中以安全第一,尽量避免滑倒和撞击。儿童走路不稳,容易摔倒,尤其不能到高处玩耍,要教育和看好儿童,避免摔伤,少年玩耍较多,好奇心强,家长及老师要做好教育工作,不要爬墙上树,中青年在工作及骑车时要精力集中,时时处处要注意安全,老年人手脚活动不便,雪雨天及夜晚尽量不外出,外出时要有人搀扶或持拐杖,夜晚外出要有照明工具,上街最好不骑自行车,不要到拥挤的公共场所等。

(二)加强饮食营养指导

骨骼主要由有机物和无机物构成。无机物中占比例最多的是钙,人体内99％的钙集中在骨骼中。注意加强营养,常吃高蛋白、高维生素的食物。常喝骨头汤,以补充钙质。发生骨折后,在治疗骨折的同时可积极补充钙质,同时还要补充维生素D以协助吸收。适当多吃一些西红柿、苋菜、青菜、萝卜等维生素C含量丰富的食物,同时补充充足的矿物质,可以促进骨骼生长和伤口愈合。如果卧床不起,易发生尿路感染和尿路结石,宜适当多饮水利尿。

(三)防治骨质疏松

现代医学认为,骨量的丢失年龄女性为35岁,男性为40岁,骨质疏松的防治特别强调年龄段,越早越好。可定期检查骨密度,防患于未然。另外,长期进行循序渐进的运动,不仅可以减缓骨量的丢失,还可明显提高骨盐含量。经常在户外晒太阳,饮食方面要多吃富有蛋白质与维生素的食物,如牛奶、蛋类、水果及蔬菜等,必要时服用钙片、维生素D,这些都有利于改善骨质疏松的状况。

(四)积极功能锻炼

科学合理的运动有助于减少骨折的发生。如已发生骨折,亦需要在不影响愈合和安全的情况下,积极进行功能锻炼。在身体允许的情况下尽早下床活动,不能下床的病人也要在床上做肢体的运动,以促进血流循环,有利于骨折的愈合和功能的恢复。可配合抬高患肢(如用枕头垫起骨折的肢体),促进血液循环,防止过度肿胀。长期卧床的病人,应睡木板床,有利于健康,还要注意定时翻身,按摩受压的皮肤,防止发生褥疮。运动时可用保护带和护具加以预防性保护。

第二节 头面部骨折

一、鼻骨骨折

外鼻突出于面部中间,易受碰撞而发生骨折。下部较易受累。因外力的大小和方向不同,形成不同类型的骨折。可单独发生,也可和其他颌骨骨折同时发生。外鼻突出于面部,易遭受撞击、跌撞、枪弹及爆炸弹片的损伤。外鼻创伤占鼻部创伤的50％,其中以裂伤和鼻骨骨折多见。骨折类型与暴力的方向和大小有关。外鼻外伤常伴鼻中隔外伤,出现软骨脱位、弯曲、骨折、黏膜撕裂及鼻中隔穿孔等。

外力打击的性质、方向和大小决定鼻骨骨折类型。鼻部严重骨折,常伴鼻中隔和筛骨骨折,出现脑脊液鼻漏。

（一）鼻骨骨折的临床表现

1. 移位和畸形

如打击力来自侧方,可发生一侧鼻骨骨折并向鼻腔内移位,造成弯鼻畸形;如打击力较大,可使双侧鼻骨连同鼻中隔同时骨折,使整个鼻骨向对侧移位,鼻变曲畸形更为明显;如外力直接打击鼻根部,则可发生横断骨折,使鼻骨与额骨分离,骨折片向鼻腔内移位,同时可并发鼻中隔和筛骨损伤;如鼻骨受到正前方的暴力打击时,可发生粉碎性骨折及无塌陷移位,出现鞍鼻畸形。外伤数小时后鼻畸形可被掩盖。

2. 鼻出血

鼻腔黏膜与骨膜紧密相连,鼻骨骨折常伴有鼻腔黏膜撕裂而发生出血。

3. 鼻呼吸障碍

鼻骨骨折后可因骨折片移位、鼻黏膜水肿、鼻中隔血肿及血凝块存积等原因,使鼻腔阻塞而出现鼻呼吸障碍。

4. 眼睑部瘀斑

骨折后可因组织内出血渗至双侧眼睑及结合膜下而出现瘀斑。

5. 脑脊液外漏

当鼻骨骨折伴有筛骨损伤或颅前凹骨折时,可发生脑脊液鼻漏。初期为混有血液的脑脊液外渗,以后则血液减少或只有清亮的脑脊液流出。

（二）鼻骨骨折的诊断

鼻骨 X 线侧位拍片,疑有鼻中隔血肿时,可用穿刺抽吸确认。鼻骨骨折的诊断主要根据损伤史,临床特点和局部检查来确定。鼻骨骨折后局部尚未肿胀时,可见移位畸形,扣诊可发现骨折部位。已有明显肿胀后,骨折移位畸形可被掩盖,须经鼻内外仔细检查和鼻骨 X 线正侧位摄片才能确定诊断。

（三）鼻骨骨折的治疗

（1）鼻出血止血。

（2）抗生素药物预防感染。

（3）清创、缝合、止血等一般外伤处理。

（4）骨折复位。宜在 7 d 内进行,不宜超过 14 d。

（5）鼻中隔血肿或脓肿切开引流。

（四）鼻骨骨折的防护

为防止鼻外部受压和更好地成形,可在鼻外部加用夹板和鼻护具保护。鼻骨骨折发生鼻出血一般不严重,多可自行停止,或用纱布堵塞前鼻腔即可止血。如伴有中鼻道或上鼻道血管损伤时,可发生严重的鼻出血,如用前鼻腔堵塞法不能止血时,应改用后鼻孔堵塞法。鼻出血时,如自鼻外部加压,非但无效,还可加重骨折片移位,增加鼻内损伤和畸形。脑脊液鼻漏应听任自流,并用抗生素预防感染。多在 3～7 d 内逐渐减少或停止。如长期漏液不止,应请神经外科会诊,做硬脑膜裂口修补术。

鼻中隔血肿和脓肿的处理:血肿内的血块很难吸收,需要早期手术清除,以免发生软骨坏死。切口要够大,可做 L 形切口,彻底引流,术后鼻腔填塞,以防复发,并用消炎药控制感染。

平时运动和生活中注意面部保护,可佩戴个人防护设备,如头盔和面罩;避免挤压鼻部,擤鼻涕等。

二、颧骨颧弓骨折

颧骨颧弓位于面部外侧和前外侧最突出的部位,易受撞击而发生骨折;解剖连接多,易发生多处骨折——颧骨复合体骨折;维持面部高度、宽度和突度,美观和功能非常重要;骨折移位后可能引起下颌骨运动受限以及眼部外形和功能障碍。

(一)颧骨颧弓骨折的临床表现

(1)颧面部扁平塌陷(占 70%～86%)。

(2)眶下神经分布区麻木(占 50%～90%)。

(3)张口受限(约占 45%)。

(4)瘀血、瘀斑——熊猫眼。

(5)复视。

造成复视的原因:眶底塌陷,眼外肌或眶内软组织嵌顿;神经肌肉损伤;眶内或肌肉内出血或水肿;以及眼眶外形变化导致眼球移位和眼球内陷下垂等。其中,水肿造成的复视在上视和下视时出现;眼球机械运动障碍或神经肌肉损伤造成单向运动时复视。下直肌牵拉试验可以鉴别复视类型是肌肉嵌顿还是神经肌肉麻痹或水肿造成。

(二)颧骨颧弓骨折的诊断

受伤病史;临床检查;辅助检查;颧面部扁平塌陷;眶下神经分布区麻木;张口受限;熊猫眼;复视。

(1)华氏位和改良颅底位平片:显示颧骨四个连接的断裂情况和颧弓的塌陷程度。

(2)CT:尤其对眶底和眶壁骨折的显示。

(3)三维CT:可立体直观地反映骨折的解剖移位及各骨折片之间的位置关系。

(三)颧骨颧弓骨折的治疗

1. 保守治疗

保守治疗适合颧骨颧弓骨折移位不明显,无明显塌陷畸形,无张口受限、复视、神经受压等功能障碍者。

2. 手术治疗

手术治疗适合颧骨颧弓骨折移位明显,明显塌陷畸形,或有张口受限、复视、神经受压等功能障碍者。根据具体情况选择直接入路或间接入路手术。

（四）颧骨颧弓骨折的防护

平时注意面部保护。佩戴个人防护设备如头盔和面罩等。尽量避免交通事故伤或意外伤（跌伤、拳击伤等）。

第三节 上 肢 骨 折

一、前臂双骨折

外前臂骨由尺骨及桡骨组成。尺骨近端的鹰嘴窝与肱骨滑车构成肱尺关节。桡骨小头与肱骨小头构成肱桡关节。尺桡骨近端相互构成尺桡上关节。尺骨下端为尺骨小头，借助三角软骨与腕骨近侧列形成关节。桡骨下端膨大，与尺骨小头一起，与近侧列腕骨形成桡腕关节。桡尺骨下端又相互构成下尺桡关节。尺桡骨之间由坚韧的骨间膜相连。可由直接暴力、间接暴力、扭转暴力引起，有时导致骨折的暴力因素复杂，难以分析其确切的暴力因素。

（一）前臂双骨折的临床表现

（1）外伤后局部疼痛、肿胀、肢体畸形，旋转功能受限。

（2）完全骨折有骨擦音。

（3）X 片可确定骨折类型及移位情况。

（4）应包括上下尺桡关节。

（5）注意有无关节脱位。

（二）前臂双骨折的治疗

手法复位外固定或者切开复位内固定。

1. 手法复位外固定

尺、桡骨骨干双骨折可发生多种移位，如重叠、成角、旋转及侧方移位等。若治疗不当可发生尺、桡骨交叉愈合，影响旋转功能。因此治疗的目标除了良好的对位、对线以外，特别注意防止畸形和旋转。复位后采用夹板或石膏固定于中立位。前臂中段以下的骨折可使用 U 形石膏夹，前臂中段以上的骨折可使用长臂石膏前后托。

2. 切开复位内固定

（1）手法复位失败。

（2）受伤时间较短、伤口污染不重的开放性骨折。

（3）合并神经、血管、肌腱损伤。

（4）同侧肢体有多发性损伤。

（4）陈旧骨折畸形愈合或畸形愈合。尺骨骨折，可使用克氏针进行髓内固定，桡骨骨折应采用钢板螺丝固定。

（三）前臂双骨折的防护

1. 康复治疗

关键在于恢复前臂的旋转功能。功能锻炼：麻醉效果退后，即鼓励病人做握拳动作。肿胀基本消失后，开始肩、肘关节活动（小云手）。待患肢有力，不用手托亦可活动时，即可加大肩、肘关节活动范围（大云手）。去除固定后，着重锻炼前臂旋转功能（反转手）。早期禁止患肢前臂旋转运动和强制性被动运动，练习强度控制在不引起疼痛和肿胀加重。后期可增加抗阻运动，恢复功能和肌力及日常活动能力。体疗与热疗及按摩配合进行。

2. 预防

（1）平时注意前臂和手腕的力量练习。如手握哑铃，双臂自然下垂，前臂固定不动，手腕屈伸练习。哑铃重量选择手腕最大承受力量的 60%～75%，每组 10～20 次，每天 3～5 组，组间休息 5 min。卧推杆铃，杆铃重量选择手腕最大承受力量的 80% 左右，每组 10～15 次，每天 3～5 组，组间休息 5 min。手指支撑俯卧撑，视个人力量水平而定，每组 15～20 次，每天 3 组，组间休息 5 min。

（2）运动注意运动场地的选择。运动一定要选择较为平整的场地，忌在凹凸不平，或是冬季结冰的场地上进行体育锻炼。

（3）运动前做好热身运动。运动前 10～15 min 的热身运动是任何体育锻炼不可缺少的部分，是降低运动损伤的主要方法。

（4）运动时跌倒要注意方法。向后跌倒时尽量选择臀部肌肉脂肪层较厚的部位着地，向前或侧向跌倒时，手着地后马上屈肘、屈肩顺势做一个前滚翻或侧翻，这样可化解全身的重量，避免骨折的发生。

二、掌骨骨折

掌骨有五个小管状骨组成，掌骨全长均可在皮下摸到。第一掌骨活动范围较大，其损伤的机会比其他掌骨大。掌骨骨折临床最为常见，处理不当，即可影响手部功能。

直接暴力多见，如打击、压轧伤等可造成掌骨骨折；间接暴力多因扭转暴力所致。直接暴力伤易造成横形骨折，间接外力或扭转时易造成斜形或螺旋形骨折，断端多向背侧成角。多发生于球类及拳击运动员。

（一）掌骨骨折的临床表现

掌骨骨折以第一掌骨基底部、第五掌骨颈部多见，第一掌骨基底骨折常合并脱位。

掌骨骨折可分为以下几种。

1. 第一掌骨基底部骨折

多由间接暴力引起，骨折远端受屈拇长肌、屈拇短肌及拇指内收肌的牵拉，近端受外展拇长肌的牵拉，断端向桡背侧突起成角。

2. 第一掌骨基底部骨折脱位

亦由间接暴力引起，骨折线呈斜形经过第一掌腕关节，第一掌骨基底部内侧的三角形骨块,因有掌侧韧带相连,仍留在原位,而骨折远端从大多角骨关节面上脱位至背侧及桡背侧移位。

3. 掌骨颈骨折

由间接或直接暴力所致,以握掌时掌骨头受到冲击的传达暴力致伤多见。骨折后断端受骨间肌与蚓状肌的牵拉,而向背侧突起成角,掌骨头向掌侧屈转;又因手背伸肌腱牵拉,以致近节指骨向背侧脱位,掌指关节过伸,手指越伸直,畸形越明显。

4. 掌骨干骨折或为单根或多根骨折

直接暴力致伤,多为横断或粉碎骨折。扭转及传达暴力引起则多为斜形或螺旋形骨折。骨折后因骨间肌及指肌的牵拉,使骨折向背侧移位较大,且对骨间肌的损伤也比较严重。

(二)掌骨骨折的诊断

(1)外伤后患处肿胀、疼痛、功能障碍。
(2)局部有明显的压痛、畸形,可触及异常活动的骨头和听见骨擦音。
(3)摄手掌的正位与斜位 X 线片即可确诊。

(三)掌骨骨折的治疗

1. 整复方法

(1)第一掌骨基底部骨折:先将拇指向远侧及桡侧牵引,之后将第一掌骨头向桡侧与背侧推扳,同时以拇指用力向掌侧与尺侧压顶骨折处以矫正向桡侧与背侧的成角。第一掌骨基底部骨折脱位:整复方法同上。

(2)掌骨颈骨折:由于掌骨断端向背侧成角,常错误地将掌指关节固定于过伸位,由于过伸位时,侧副韧带松弛,掌骨头仍向掌侧屈转不能复位,只有在屈曲 90°位时,侧副韧带紧张,然后用食指压顶近节指骨头,使指骨基底部位于掌骨头之侧,将骨断片向背侧顶,同时用拇指将掌骨干向掌侧压才能准确复位。

(3)掌骨干骨折:在牵引下先矫正向背侧突起成角,然后用食指与拇指在骨折的两旁自掌侧与背侧行分骨挤压。

2. 固定方法

第一掌骨基底部骨折,应用外展夹板固定 4 周。合并脱位且复位后不能稳定时,可采用细克氏针经皮肤做闭合穿针内固定。亦可采用局部加压短臂石膏管型外固定,同时加用拇指牵引,在石膏上包一铁丝,于拇指的两侧粘一条 2×10 mm 胶布做皮肤牵引,或做末节指骨骨牵引 3~4 周。陈旧性骨折脱位宜切开复位内固定。掌骨干骨折复位后,在掌骨两旁各放一个骨垫以胶布固定,如骨折片向掌侧成角,则在掌侧放一个毛毡垫以胶布固定,最后在掌侧和背侧各放一块夹板,以胶布固定,外加绷带包扎。不稳定者,宜加指骨末节骨牵引。

3. 练功活动

早期功能锻炼,去外固定后加强活动。

4. 药物治疗

按骨折三期辨证用药,解除外固定后用中药熏洗。

（四）掌骨骨折的防护

养成良好的生活习惯。外戴掌骨保护器可以有效地降低人因跌倒造成掌骨骨折的机会。注意居家及周围环境的安全。

康复的重点是消除肿胀，主动活动未固定的关节，预防僵硬、挛缩、避免肌腱粘连。恢复手的力量和活动性。

第四节　下肢骨折

一、股骨颈骨折

髋关节是人体关节中最稳定的球窝关节。髋臼深而大，能容纳整个股骨头，使之不易脱出。股骨头呈球形，朝向上、内、前方。

髋关节的主要功能是负重和维持相当大范围的运动，其特点是稳定、有力、灵活。髋关节的稳定除了依靠关节的骨形特点外，其关节囊和韧带的附着也起着重要作用。它的关节囊很坚固，起于髋臼的边缘，前面止于大小粗隆间，后面止于股骨颈中下 1/3 交界处，因此，股骨颈前面全部在关节内，后面仅有 1/3 在关节内。

股骨颈骨折多见于 60 岁以上的老年人，女性略多于男性，青壮年人较少见。主要是由于股骨颈细小，又处于松质骨与密质骨交界处，负重量大，加之老年人骨质疏松，因此，即使很轻微的外力，如平地滑倒，髋部着地，或患肢突然扭转都可引起骨折的发生。典型的受伤姿势是平地滑倒，髋关节旋转内收，臀部先着地。青壮年或儿童多由车祸、高处坠下等强大暴力致伤。

股骨颈骨折的常见并发症是骨折不愈合、股骨头缺血性坏死。

（一）股骨颈骨折的临床表现

（1）病史：外伤史。

（2）体征。

① 畸形：外旋畸形 45°～60°。

② 疼痛：局部压痛，轴向叩击痛阳性。

③ 患肢短缩：大转子上移。

若是嵌插骨折，病人往往仅感髋部疼痛，尚能站立行走，易被误诊而未能及时处理，甚至可造成嵌插解脱而变为完全骨折。因此，凡遇老年人跌倒，大转子部触地，髋部疼痛者，均应慎重考虑有无股骨颈骨折。

若是完全骨折，伤后髋部疼痛，活动时加重。患肢缩短外旋，不能站立行走。大转子位置上移，其顶端位于内拉通线的上方，三角底边缩短。正侧位 X 线片可明确诊断。

（二）股骨颈骨折的诊断

根据外伤史及其临床主要表现，患肢屈曲、内收、外旋、短缩畸形，腹股沟中点压痛、纵轴叩击痛,髋关节功能丧失,一般能做出诊断。

1. 症状

伤后髋部疼痛,即不能站立行走,髋关节功能丧失。但部分不完全骨折或骨折后有嵌插患者,仍可短时站立或跛行,或骑自行车,检查时应加以注意。

2. 体征

囊内骨折因有关节囊包裹,局部血液供应较差,其外为厚层肌肉,故肿胀瘀斑不明显。囊外骨折(基底型)则肿胀明显或伴有瘀斑。有移位的骨折可见患肢缩短、外旋、内收、屈曲畸形(髋膝关节轻度屈曲),囊内骨折因受关节囊的约束,外旋角度较小,囊外骨折则外旋角度较大。

3. 特殊检查

腹股沟附近有压痛和纵轴叩击痛,并可摸到股骨大粗隆上移,髋关节的任何方向的被动或主动活动均能引起局部疼痛加剧,有时疼痛沿大腿内侧向膝部放射。

4. X 线检查

可摄髋关节正位片,即可明确诊断,了解骨折部位、类型和移位情况。对 X 线片未见明显骨折而临床表现明显者应按骨折处理,可摄健侧 X 线片对比,或 1~2 周后复查 X 线片,若有骨折则骨折断端骨质吸收即可见到骨折线。老年女性,轻微外伤史,左髋疼痛,仍可负痛行走。

(三) 股骨颈骨折的治疗

治疗方案选择取决于骨折部位、骨折移位程度和病人年龄选择保守治疗或者手术治疗,严重者行人工假体置换术。

(四) 股骨颈骨折的防护

积极防治骨质疏松,加强髋部和大腿肌肉的力量,提高髋关节本体感觉功能,预防摔倒。

卧床期间应加强全身锻炼,鼓励患者做深呼吸和主动按胸咳嗽排痰,给臀部垫气圈或泡沫海绵垫,以预防长期卧床导致的并发症的发生,同时应积极进行患肢股四头肌的等长收缩练习、踝关节和屈伸足趾功能锻炼,以防止肌肉萎缩、关节僵硬的发生。逐渐过渡到臀大肌、腘绳肌及髋部肌肉练习,然后是关节练习。根据具体病情逐渐开始由扶拐不负重行走到部分负重行走,直至弃拐步行。

二、股骨干骨折

股骨干骨折是临床上最常见骨折之一,约占全身骨折 6%。股骨是人体最长的管状骨,周围有强大的肌群,且是下肢主要负重骨之一,如果治疗不当,将引起下肢畸形及功能障碍。骨干后有一条隆起的粗线,称股骨嵴,是骨折切开复位对位的标志。股骨干有一轻度前突的弧度,有利于股四头肌发挥其伸膝作用,整复骨折时应尽可能保持此弧度。在股骨干周围的肌群中,伸、屈肌群互相拮抗保持平衡。而内收肌群则无足以与其对抗的外展肌群,因此,股骨干骨折经常有远内收移位和两骨端向外成角的倾向,在骨折治疗过程中,应该注意纠正和防止。

股骨外面的肌肉和筋膜就如一个张力性支架，形成间室，包围股骨。它可吸收股骨所承受的各种应力，是对股骨的有力支持；特别是伸肌装置，对膝关节的屈伸活动起重要作用。因此，应该注意防止股四头肌发生纤维变性，挛缩或粘连。股骨干骨折后，局部可有广泛出血，加上骨折时的骨外膜撕脱，持久地固定，将会使股四头肌失去弹性和活动机能，从而影响恢复。

（一）股骨干骨折的临床表现

股骨干骨折多因强暴力所致，因此应注意全身情况及相邻部位的损伤。

1. 全身表现

股骨干骨折多由于严重的外伤引起，出血量可达 1000～1500 mL。如果是开放性或粉碎性骨折，出血量可能更大，患者可伴有血压下降，面色苍白等出血性休克的表现；如果合并其他部位脏器的损伤，休克的表现可能更明显。因此，对此类情况，应首先测量血压并严密地进行动态观察，并注意末梢血液循环。

2. 局部表现

可具有一般骨折的共性症状，包括大腿肿胀疼痛，皮下瘀斑，局部出现成角、短缩、旋转等畸形，异常活动、肢体功能受限及纵向叩击痛或骨擦音等，局部压痛，假关节活动，骨擦音等。除此以外，应根据肢体的外部畸形情况初步判断骨折的部位，特别是下肢远端外旋位时，注意勿与粗隆间骨折等髋部损伤的表现相混淆，有时可能是两种损伤同时存在。如合并有神经、血管损伤，足背动脉可无搏动或搏动轻微，伤肢有循环异常的表现，可有浅感觉异常或远端被支配肌肉肌力异常。

X 光片表现可明确骨折情况。

（二）股骨干骨折的治疗

股骨干骨折的治疗应开始于急救处理阶段。因下肢重而长，杠杆作用大，如果不适当地搬运和扭动能引起更多的软组织损伤。现场严禁给伤员脱鞋子、脱裤子或做不必要的检查。

1. 持续牵引

根据不同年龄可采用垂直悬吊皮牵引，平衡持续牵引和固定持续牵引。

2. 手术治疗

近年来，由于内固定器械的改进，手术技术的提高，以及人们对骨折治疗观念的改变，现多趋于微创手术治疗，如钢板螺丝钉固定、梅花形髓内钉固定等。

（三）股骨干骨折的防护

注意安全，避免创伤是关键。必要时佩戴护具。

注意合理的营养，早期进行功能锻炼，第二天开始练习股四头肌收缩及踝关节活动。第二周开始练习抬臀。三周两手提吊杆，健足踩在床上，收腹抬臀，使身体大、小腿成一直线，加大髋膝活动范围。从第四周开始可扶床架练站立。骨折临床愈合，去牵引后逐渐扶拐行走直至 X 线片检查骨折愈合为止。运动疗法配合物理因子疗法和作业疗法。

第五节 脊椎骨骨折

脊柱骨折多见于男性青壮年。多由间接外力引起,为由高处跌落脊椎骨折时臀部或足着地、冲击性外力向上传至胸腰段发生骨折;少数由直接外力引起,如房子倒塌压伤、汽车压撞伤或火器伤。病情严重者可致截瘫,甚至危及生命。治疗不当的单纯压缩骨折,亦可遗留慢性腰痛。脊柱骨折十分常见,约占全身骨折的 5%~6%,胸腰段脊柱骨折多见。脊柱骨折可以并发脊髓或末尾马尾神经损伤,特别是颈椎骨折,脱位合并有脊髓损伤者,据报告最高可达 70%,能严重致残甚至丧失生命。

一、脊椎骨骨折的临床表现

主要症状为局部疼痛,站立及翻身困难,常出现腹痛、腹胀,甚至出现肠麻痹症状。活动受限、畸形、压痛。可有不全瘫痪或完全瘫痪的表现,如感觉、运动功能丧失、大小便障碍等。

二、脊椎骨骨折的诊断

(1) 有严重外伤病史,如高空坠落,重物撞击腰背部,塌方事件被泥土、矿石掩埋等。
(2) 局部疼痛、活动受限或瘫痪、压痛、畸形。
(3) X 光片有骨折。

三、脊椎骨骨折的治疗

(1) 急救:如伤者仍被瓦砾、土方等压住时,不要硬拉强暴露在外面的肢体,以防加重血管、脊髓、骨折的损伤。应立即将压在伤者身上的东西搬掉,脊柱骨折时常伴有颈、腰椎骨折。

(2) 颈椎骨折要用衣物、枕头挤在头颈两侧,使其固定不动。

(3) 胸、腰、脊柱骨折,使伤者平卧在硬板床上,身两侧用枕头、砖头、衣物塞紧,固定脊柱为正直位。搬运时需要三人同时工作,具体做法是:三人都蹲在伤者的一侧,一人托肩背,一人托腰臀,一人托下肢,协同动作,将病人仰卧位放在硬板担架上,腰部用衣褥垫起。

(4) 身体创口部分进行包扎,冲洗创口,止血,包扎。

(5) 完全或不完全骨折损伤,均应在现场做好固定且防止并发症,特别要采取最快方式送往医院,在护送途中应严密观察。

(6) 胸、腰、腹部损伤时,在搬运中,腰部要垫小枕头或衣物。

单纯性、稳定性骨折,卧硬板床休息及对症治疗。不稳性骨折、行急诊重定,或垫枕逐渐复位,必要时,手术植骨内固定。并发脊髓损伤,若保守治疗无效,行椎板减压、骨折复位内固定术。

四、脊椎骨骨折的防护

在生产和生活中注意安全,尽量避免外伤。防止高处跌落时臀部或足着地导致冲击性外力向上传至胸、腰段发生脊柱骨折。

日常护理应做到以下几点。

(1)调整日常生活与工作量,有规律地进行活动和锻炼,避免劳累。

(2)保持情绪稳定,避免情绪激动和紧张。

(3)保持大便通畅,避免用力解大便,多食水果及高纤维素食物。

(4)避免寒冷刺激,注意保暖。

(5)术后戴胸、腰脊柱保护特制背巾固定一月。

功能锻炼要注意安全。可运用辅助器械和自助具,如轮椅、ADL用具等。

课后作业

1. 骨折的分类有哪些?
2. 骨折的临床表现有哪些?
3. 如何判断骨折愈合?
4. 如何对骨折病人进行急救?
5. 各部位常见骨折如何防护?

第六章 常见脱位及防护

学习目标

（1）通过本章的教学，使学生掌握运动中常见关节脱位的发病机制，在此基础上分析掌握其预防方法；

（2）了解各种常见脱位的临床表现及诊断；

（3）掌握现场急救护理的方法。

本章提要

本章主要讲述了运动中比较容易出现的如肩、肘、髋等九种关节脱位的发病机制、临床表现及诊断，常用复位和治疗处理方法，并分析其恢复期康复锻炼方法及预防措施。

关键术语

脱位 损伤机制 临床表现 复位 功能锻炼 预防

第一节 下颌关节脱位

下颌关节（见图6-1）由下颌骨的一对髁状突和颞骨的一对下颌关节窝构成，是人体头面部唯一能活动的关节，也是临床常见脱位之一。多发生于老年及身体虚弱者。

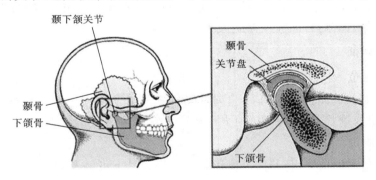

图 6-1 下颌关节示意图

一、损伤机制

下颌关节在正常情况下，闭口时髁状突位于下颌窝内，张口时如讲话、咀嚼、唱歌等均有较大的滑动移位。尤其张口较大时，向前滑动移位更大，当髁状突向前滑至关节结节之上时，即处于不稳定的位置。此时，关节囊被拉长、拉松，但并未破裂，若遭受外力打击，或翼外肌、嚼肌的痉挛和下颌韧带的紧张,都可推动下颌骨向前继续滑移,当髁状突移位超越关节结节的最高峰,即滑移至关节结节之前,不能脱回到下颌窝内时,即形成下颌关节前脱位。

下颌关节脱位与内因、外因均有密切关系。

(一) 张口过大

在大笑、打哈欠、张口治牙时,下颌骨的髁状突及关节盘都可过度向前滑动,移位于关节结节的前方,即可发生下颌关节前脱位,有时欠熟练的麻醉师,在放开口器时,亦可引起该关节一侧或双侧脱位。

(二) 外力打击

在张口状态下,外力向前下方作用于下颌角或颊部,关节囊的侧壁韧带不能抵御外来暴力,侧可形成单侧或双侧下颌关节前脱位。

(三) 杠杆力作用

在单侧上下臼齿之间,咬食较大硬物时,硬物为支点,翼外肌、嚼肌为动力,下颌关节处于不稳定状态,肌力拉动下颌体向前下滑动,多形成单侧前脱位,亦可发生双侧前脱位。

(四) 肝肾虚损

老年人筋肉松弛、无力和久病体质虚弱者,均有不同程度的气血不足,肝肾虚损,筋肉失养,韧带松弛,因此容易发生习惯性下颌关节脱位。

二、临床表现及诊断

(一) 典型症状

患者多有过度张口或暴力打击等外伤史。脱位后,即呈口半开,不能自动开合,语言不清,咬食不便,吞咽困难,口涎外溢等症状。

(二) 重要体征

1. 双侧前脱位

下颌松垂,颌部突向正前方,上下齿列不能咬合,下齿列突于上齿列之前,咬肌痉挛。双侧颧弓下方可触及髁状突,双侧耳屏前方可触及凹陷。

2. 单侧前脱位

口角歪斜,颊部向前突出,并向健侧倾斜。患侧颧弓下可触及髁状突,患侧耳屏前方可触及凹陷。

三、治疗

(一) 新鲜性下颌关节脱位

1. 术前准备

患者坐靠背椅,助手双手固定患者头部(或头依墙);术者站在患者面前,可先用伤筋药水在颊车穴处揉搓数遍,以缓解咀嚼肌的紧张,必要时还可加用热敷;术者用数层纱布或胶布裹住拇指,防止复位时被患者咬伤,同时叮嘱患者不要紧张,尽量放松面部肌肉,将口张大(见图6-2)。

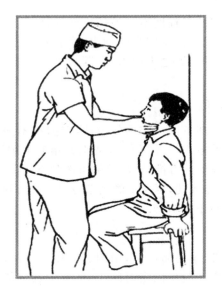

图6-2　新鲜性下颌关节脱位复位姿势图

2. 口腔内复位法

术者用双手拇指伸入患者的口腔内,指腹分别置于两侧最后下臼齿的咀面上,其余各指放于口外两侧下颌骨下缘,食指托住下颌角并起固定保护作用,中指、环指、小指扣住下颌体。术者两手下按下颌骨,感觉肌肉松弛时,乘势用力下压、后推,中指、环指、小指向上端提下颌,利用杠杆作用,解除咬肌、颞肌的痉挛,使髁状突下移,迈过关节结节,最后用手向后一送,可听到"咯噔"声响,即已复位(见图6-3)。

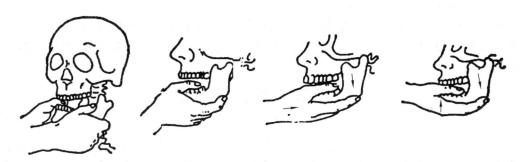

图6-3　口腔内复位法图

3. 单侧口外复位法

术者与患者的体位同前。如患者左侧脱位,头应向右侧偏斜45°,术者以左手托住患者颏部,右手拇指置于左侧髁状突前缘,其余四指放于颈后。右手拇指向后推挤髁状突,左手协调地向后端送下颏部,当听到滑动响声时,复位即已成功。此法适用于下颌关节单侧脱位的患者。

(二) 陈旧性下颌关节脱位

软木塞整复法:因其周围已有程度不同的纤维变性,整复比较困难。整复时,在局麻下将高 1~1.5 cm 的软木塞置于两侧下白齿咬面上,术者一手扶枕部,一手托下颏部,向上端抬。此时,软木塞为支点,术者上提之手为力点,髁状突为重点,通过杠杆力作用,可将髁状突向下牵拉而滑入下颌窝内。

(三) 习惯性下颌关节脱位

口腔外复位法:手法前的准备同口腔内复位法,但拇指不须纱布包缠,术者双手拇指分别置于两侧下颌角处,其余手指托住下颌体,首先双拇指向下按压下颌骨,用力由轻到重,当下颌骨有滑动时,余指协调地向后方推送,髁状突可滑到下颌关节窝内,常伴有入白响声,说明复位成功。若手法复位未能成功,可在下颌关节处注入 1% 利多卡因 2~3 mL,使咀嚼肌痉挛解除,再行手法复位才易于成功。

(四) 复位后处理

复位成功以后,把住颏部,维持闭口位,用绷带兜住下颌部,然后十字线环绕,在头顶打结。固定时间 1~2 周。习惯性脱位固定时间 1~2 月。其目的是维持复位后的位置,使被拉松、拉长的关节囊和韧带得到良好的修复,防止再脱位。手术治疗:新鲜和习惯性下颌关节脱位手法复位容易成功,不需要手术治疗。陈旧性脱位手法复位较为困难,若关节周围粘连严重,手法复位失败后,可行切开复位或髁状突切除术。

四、康复锻炼和预防

在固定期间,应经常主动做咬合动作,以增强嚼肌的牵拉力,鼓励患者自行按摩,以双手拇指或中指。食指放在翳风穴,或下关穴上,轻揉按摩,以酸痛为主,每日 3~5 次,每次按摩50~100 次,至痊愈为止,不可间断。

预防本病的关键是避免外伤,医治复发性脱位,该病主要由大开口,损伤等使髁状突脱出关节之外,而不能自行复位,老年人肌肉张力失常,韧带松弛时也可发生复发性脱位。

第二节　肩关节脱位

肩关节脱位是人体最常见的关节脱位,约占全身关节脱位的 50%,这与肩关节的解剖和生理特点有关,如肱骨头大,关节盂浅而小,关节囊松弛,其前下方组织薄弱,关节活动范围大,遭受外力的机会多等。肩关节脱位多发生在青壮年、男性较多(见图 6-4)。

一、损伤机制

肩关节脱位按肱骨头的位置分为前脱位和后脱位。肩关节前脱位者很多见,常因间接

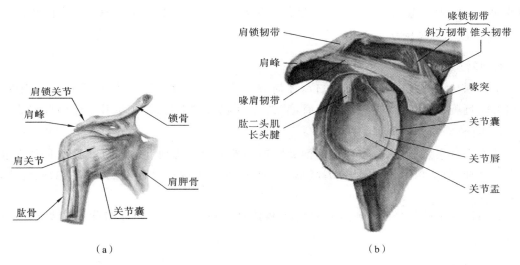

图 6-4 肩关节示意图

（a）

（b）

暴力所致,如跌倒时上肢外展外旋,手掌或肘部着地,外力沿肱骨纵轴向上冲击,肱骨头自肩胛下肌和大圆肌之间薄弱部撕脱关节囊,向前下脱出,形成前脱位。肱骨头被推至肩胛骨喙突下,形成喙突下脱位,如暴力较大,肱骨头再向前移致锁骨下,形成锁骨下脱位。后脱位很少见,多由于肩关节受到由前向后的暴力作用或在肩关节内收内旋位跌倒时手部着地引起。后脱位可分为肩胛冈下和肩峰下脱位,肩关节脱位如果在初期治疗不当,可发生习惯性脱位（见图 6-5）。

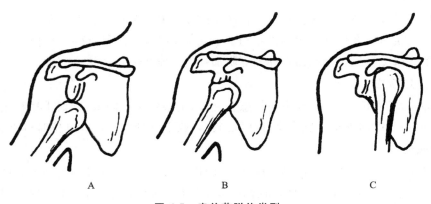

A   B   C

图 6-5 肩关节脱位类型

二、临床表现及诊断

（一）一般表现

外伤性肩关节前脱位主要表现为肩关节疼痛,周围软组织肿胀,关节活动受限。健侧手常用以扶持患肢前臂,头倾向患肩,以减少活动及肌牵拉,减轻疼痛。伤肩肿胀、疼痛,主动和被动活动受限。患肢弹性固定于轻度外展位,常以健手托患臂,头和躯干向患侧倾斜。

(二) 局部特异体征

1. 弹性固定

上臂保持固定在轻度外展前屈位,任何方向上的活动都会导致疼痛;Dugas 征阳性,患肢肘部贴近胸壁,患手不能触及对侧肩,反之,患手已放到对侧肩,则患肢不能贴近胸壁。

2. 畸形

从前方观察患者,患肩失去正常饱满圆钝的外形,呈"方肩"畸形,肩峰到肱骨外上髁的距离多增加;肩三角肌塌陷,呈方肩畸形,在腋窝,喙突下或锁骨下可触及移位的肱骨头,关节盂空虚。

有肩部或上肢外伤史,根据上述症状和体征,再配合 X 光片可明确脱位类型及有无骨折。

三、治疗

(一) 现场处理

伤者屈肘并用健侧手托住前臂上部,有条件者可用绷带把伤侧上臂缠在胸壁上,再用三角巾或绷带等将前臂托起置于胸前,三角巾或绷带固定在脖子上;局部进行冰敷,较轻炎症与渗出。

(二) 手法复位

脱位后应尽快复位,选择适当麻醉(臂丛麻醉或全麻),使肌肉松弛并使复位在无痛下进行。老年人或肌力弱者也可在止痛剂下进行。习惯性脱位可不用麻醉。复位手法要轻柔,禁用粗暴手法以免发生骨折或损伤神经等附加损伤。常用复位手法有三种。

1. 手拉足蹬法

患者仰卧,术者位于患侧,双手握住患肢腕部,足跟置于患侧腋窝,两手用稳定持续的力量牵引,牵引中足跟向外推挤肱骨头,同时旋转,内收上臂即可复位。复位时可听到响声。

2. 科氏法

在肌肉松弛下进行此法复位容易成功,切勿用力过猛,防止肱骨颈受到过大的扭转力而发生骨折。手法步骤:一手握腕部,屈肘到 90°,使肱二头肌松弛,另一手握肘部,持续牵引,轻度外展,逐渐将上臂外旋,然后内收使肘部沿胸壁近中线,再内旋上臂,此时即可复位。并可听到响声。

3. 牵引推拿法

伤员仰卧,第一助手用布单套住胸廓向健侧牵拉,第二助手用布单通过腋下套住患肢向外上方牵拉,第三助手握住患肢手腕向下牵引并外旋内收,三方面同时徐徐持续牵引。术者用手在腋下将肱骨头向外推送还纳复位。两人也可做牵引复位。

复位后肩部即恢复正常的外形,腋窝、喙突下或锁骨下再摸不到脱位的肱骨头,搭肩试验变为阴性,X 光片检查肱骨头在正常位置上。

(三) 手术复位

有少数肩关节脱位需要手术复位,其适应证为:肩关节前脱位并发肱二头肌长头肌腱向后滑脱阻碍手法复位者;肱骨大结节撕脱骨折,骨折片卡在肱骨头与关节盂之间影响复位者;合并肱骨外科颈骨折,手法不能整复者;合并喙突、肩峰或肩关节盂骨折,移位明显者;合并腋部大血管损伤者。

(四) 陈旧性肩关节脱位

肩关节脱位后超过三周尚未复位者,为陈旧性脱位。关节腔内充满瘢痕组织,有与周围组织粘连,周围的肌肉发生挛缩,合并骨折者形成骨痂或畸形愈合,这些病理改变都阻碍肱骨头复位。

陈旧性肩关节脱位在三个月以内,年轻体壮,脱位的关节仍有一定的活动范围,X 光片无骨质疏松和关节内、外骨化者可试行手法复位。复位前,可先行患侧尺骨鹰嘴牵引 1～2 周;如脱位时间短,关节活动障碍轻亦可不做牵引。复位在全麻下进行,先行肩部按摩和轻轻地摇摆活动,以解除粘连,缓解肌肉疼挛,便于复位。复位操作采用牵引推拿法或足蹬法,复位后处理与新鲜脱位者相同。必须注意,操作切忌粗暴,以免发生骨折和腋部神经血管损伤。

(五) 习惯性肩关节前脱位

习惯性肩关节前脱位多见于青壮年,究其原因,一般认为首次外伤脱位后造成损伤,虽经复位,但未得到适当有效的固定和休息。由于关节囊撕裂或撕脱和软骨盂唇及盂缘损伤没有得到良好的修复,肱骨头后外侧凹陷骨折变平等病理改变,关节变得松弛。以后在轻微外力下或某些动作,如上肢外展外旋和后伸动作时可反复发生脱位。肩关节习惯性脱位诊断比较容易,X 光片检查时,除摄肩部前后位平片外,应另摄上臂 60°～70°内旋位的前后 X 光片,如肱骨头后侧缺损可以明确显示。

(六) 复位后处理

肩关节前脱位复位后应将患肢保持在内收内旋位置,腋部放棉垫,再用三角巾、绷带或石膏固定于胸前,3 周后开始逐渐做肩部摆动和旋转活动,但要防止过度外展、外旋,以防再脱位。后脱位复位后则固定于相反的位置(即外展、外旋和后伸拉)。

若手法复位失败,或脱位已超过三个月者,对青壮年伤员,可考虑手术复位。如发现肱骨头关节面已严重破坏,则应考虑做肩关节融合术或人工关节置换术。肩关节复位手术后,活动功能常不满意,对年老患者,不宜手术治疗,鼓励患者加强肩部活动。

四、康复锻炼和预防

(一) 康复锻炼

复位后用肩人字石膏固定上臂于外展、后伸和外旋位,石膏干后开始指、腕、肘的主动运动。

第 1 周增加指、腕、肘的抗阻力等张练习。

第 2 周起做进一步练习：① 做肩前后、内外摆动和水平绕圈运动；② 主动肩外展、后伸外旋运动；③ 抗阻力练习，肩外展、后伸与外旋等肌群；④ 肩外展、后伸与外旋的主动牵伸和被动牵引练习，要求增大活动范围。

急性肩关节后脱位与前脱位的康复治疗，除动作练习开始的先后不同外，注意加强肩胛带肌练习以增强肩关节稳定性。无论是前脱位还是后脱位，在 3 周以后应该开始逐渐做各个方向的主动功能锻炼，如前后左右甩手、手拉滑车、手指爬墙等运动，并配合推拿、理疗等，以防肩关节周围组织粘连，加快肩关节功能的恢复，陈旧性脱位，固定期间应加强肩部按摩、理疗。

加强锻炼肩关节柔韧性，同时注意肩关节周围肌肉力量的训练，每次运动前做好热身运动。肩关节发生第一次脱位后预防再脱位的方法：肩关节制动时间严格遵守医生制订的计划，3 个月内禁止参加运动、训练，6 个月内禁止参加剧烈、对抗性运动。目前，手术治疗是治疗习惯性肩关节脱位再脱位的最佳方法。

（二）预防

本病是由于外伤性因素引起，无特殊的预防措施，临床上防治的重点在于早期明确诊断，早期治疗，则治疗方法简单，患者痛苦小，治疗结果好。而漏诊、误诊使新鲜脱位转化为陈旧性脱位，则治疗复杂，疗程长，患者痛苦大，治疗结果差。

第三节　肩锁关节脱位

肩锁关节脱位是锁骨外端与肩峰相连的关节发生脱移位，多见于年轻人的运动创伤。其力作用于肩峰端，使肩胛骨向前、向下（或向后）错动，而引起脱位。损伤轻者，仅有关节头撕裂、无畸形移位。重者，肩锁韧带、喙锁韧带等断裂，锁骨外端因斜方肌的作用而向下、向内错动，因此肩锁关节部出现畸形移位。

肩锁关节脱位并非少见，可有局部疼痛、肿胀及压痛，伤肢外展或上举均较困难，前屈和后伸运动亦受限，局部疼痛加剧，检查时肩锁关节处可摸到一个凹陷，可摸到肩锁关节松动。手法复位后制动较为困难，因而手术率较高。

一、损伤机制

肩锁关节脱位机制有直接暴力与间接暴力所致两种，以直接暴力多见。肩峰上受到打击，使肩峰与肩胛骨下沉，结果使肩锁关节的韧带结构破裂，如果暴力过大，将会使附着于锁骨上的斜方肌和三角肌止点处肌纤维破裂，并延及肩锁关节韧带与半月软骨，过大暴力也会使喙锁韧带断裂。

另有一种间接暴力，于倾跌时肩部与肘部均处于 90°屈曲位置，此时肱骨头顶住肩胛盂与肩峰,向后方传导的暴力可以使肩锁韧带破裂。

根据损伤程度可分成三种类型:Ⅰ型肩锁关节囊与韧带扭伤,并无确切的韧带断裂;Ⅱ型肩锁关节囊与韧带破裂,锁骨外侧端"半脱位";Ⅲ型:肩锁韧带与喙锁韧带均已破裂,锁骨外侧端"真性脱位"。

二、临床表现及诊断

(1)肩部局部高起,双侧对比较明显,可有局部疼痛、肿胀及压痛。

(2)伤肢外展或上举均较困难,前屈和后伸运动亦受限,局部疼痛加剧,检查时肩锁关节处可摸到一个凹陷,可摸到肩锁关节松动。

(3)X光片检查可明显显示锁骨外端向上移位。

根据外伤史,局部疼痛,肿胀及压痛;肩前屈、后伸活动受限。X光片可确诊。

肩锁关节脱位等级图如图 6-6 所示。

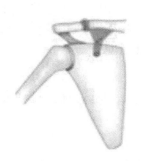 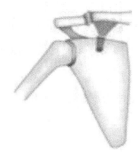 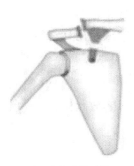

Ⅰ型肩锁关节脱位　　　　Ⅱ型肩锁关节脱位　　　　Ⅲ型肩锁关节脱位

图 6-6　肩锁关节脱位等级图

三、治疗

(一)现场处理

患肢制动,再用三角巾或绷带等将前臂托起置于胸前,三角巾或绷带固定在脖子上;局部进行冰敷,较轻炎症与渗出。

(二)保守疗法

Ⅰ型肩锁关节脱位者,休息并用三角巾悬吊1～2周即可;Ⅱ型肩锁关节脱位者,可采用背带固定。方法为患者立位,两上肢高举,先上石膏围腰,上缘齐乳头平面,下缘至髂前上棘稍下部,围腰前后各装一铁扣,待石膏干透后,用厚毡一块置锁骨外端隆起部(勿放肩峰上),另用宽3～5 cm皮带式帆布带,越过患肩放置的厚毡,将带的两端系于石膏围腰前后的铁扣上,适当用力拴紧,使分离之锁骨外侧端压迫复位。拍片证实复位,用三角巾兜起伤肢,固定4～6周。亦可在局麻下复位,从锁骨远端经肩锁关节与肩峰做克氏针交叉固定。复位后悬吊患肢,6周后拔出钢针,行肩关节功能锻炼。

（三）手术疗法

肩锁关节全脱位，即Ⅲ型肩锁关节脱位的患者，因其关节囊及肩锁韧带、喙锁韧带均已断裂，使肩锁关节完全失去稳定，上述外固定效果不满意，对年龄小于45岁者，应手术修复。常用的手术方法有肩锁关节切开复位内固定术、喙锁韧带重建或固定术、锁骨外端切除术、肌肉动力重建术等。

四、康复锻炼和预防

（一）康复锻炼

肩锁关节脱位经过非手术治疗，大多数患者可在2～12周内康复。手术疗法的肩锁关节康复依其重建手术方法不同而不同，总的建议包括：悬吊带4周，术后3 d内手术切口保持干燥，10 d拆线；前臂及手部活动在术后可立即进行，上臂在术后制动2～3周后开始活动；术后3周内禁止上举；术后8～12周内限制过顶活动；术后12周内允许手臂在腰部高度活动。如果写字或使用计算机，12周后取出螺钉（如果应用）或固定线已软化，可以增加活动度和力量；悬吊带去除后，需要6～8周的康复以恢复关节活动度。

（二）预防

本病暂无有效预防措施，预防本病的关键是避免外伤，早发现、早诊断是本病治疗的关键。

第四节　肘关节脱位

一、肘关节脱位的概念与分类

（一）肘关节脱位的概念

肘关节（见图6-7）是连接上臂与前臂的关节，由肱骨远端和尺骨及桡骨的近端构成，包含了肱尺关节，肱桡关节和近侧桡尺关节。肱骨远端和尺骨及桡骨近端之间发生分离的现象被称为肘关节脱位。肘关节脱位是常见的脱位之一，其发生率仅次于肩关节脱位，患者以青少年为主，成人与儿童也时有发生，多在跌倒后手掌撑地时产生。由于肘关节脱位类型较复杂，常伴有关节囊，韧带等软组织损伤以及肱骨内上髁骨折、尺骨鹰嘴骨折、冠状突骨折等骨性结构损伤，部分情况下可合并血管神经损伤。

（二）肘关节脱位的分类

（1）根据脱位的关节，肘关节脱位可分为：肱尺关节脱位、肱桡关节脱位、近侧桡尺关节脱位。其中肱尺关节脱位较为常见，因此肘关节脱位多指肱尺关节脱位。

（2）根据脱位后尺骨及桡骨近端和肱骨远端的相对方向改变，肘关节脱位可分为：后脱

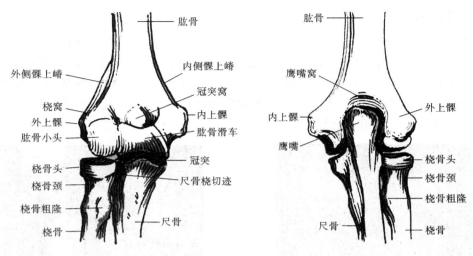

图 6-7　肘关节示意图

位、侧方脱位和前脱位,其中以后脱位最为常见。

二、肘关节脱位的损伤机制

肘关节脱位多由传导暴力或直接暴力引起,且受到直接暴力作用时,多伴有骨折的发生。从人体局部生理特点来看,肘关节稳定性主要由关节囊,内侧的尺侧副韧带,外侧的桡侧副韧带等软组织共同维持,由于肘关节内外侧有侧副韧带保护,且两侧壁厚而紧张,而前后方仅靠关节囊包裹,关节囊前后壁薄而松弛,因此较易产生前后方脱位,但肘后方有尺骨鹰嘴限制肘关节后伸角度,在无直接暴力作用下不易发生前脱位,且关节囊后壁最薄弱,因此后脱位发生率较高。

(一)后脱位

后脱位多为传导暴力所致。当人跌倒手掌着地支撑时,若肘关节位于伸直位,前臂位于旋后位,在人体与地面的作用力和反作用力下将引起肘关节过伸,此时尺骨鹰嘴已进入鹰嘴窝,地面的反作用力沿前臂传至肘关节,形成以冠状突为支点的杠杆作用力,使力向后上方传导,引起肘关节后脱位。

若跌倒时肘关节不在伸直位,也不是完全屈曲位,此时尺骨半月切迹位于肱骨滑车后上方,鹰嘴未进入鹰嘴窝,冠状突也未进入冠突窝,肘关节的稳定性最小,而地面对人体的反作用力与肘关节不稳的方向在同一直线上,导致肘关节容易向后上方脱出,形成后脱位。

发生后脱位时,往往伴有关节囊前、后壁损伤,还可出现肱二头肌腱断裂,内、外侧髁撕脱性骨折或冠状突骨折等情况。此外,由于受伤时姿势、动作不同,受到的传导外力方向也不同,使后脱位时可向内、外侧发生偏移,形成侧后方脱位,导致内、外侧副韧带撕裂。

肘关节后脱位图如图 6-8 所示。

(二) 侧方脱位

若跌倒时,肘关节位于内翻位或外翻位,地面的反作用力沿前臂传至肘关节处,方向发生旋转,导致肱骨下端向尺侧或桡侧移位,引起侧方脱位。此时,脱位方向对侧的关节囊和侧副韧带损伤严重,而脱位侧的损伤侧较轻。若侧方脱位时,肘关节内、外翻的作用力过大,使前臂屈伸肌群强烈收缩,可导致肱骨内、外上髁撕脱性骨折,特别是肱骨内上髁骨折。

肘关节侧方脱位图如图 6-9 所示。

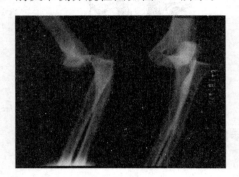

图 6-8　肘关节后脱位图

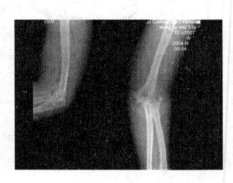

图 6-9　肘关节侧方脱位图

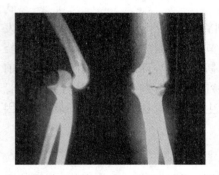

图 6-10　肘关节前脱位图

(三) 前脱位

单纯的肘关节前脱位较少见,一般为直接暴力或扭转外力所致。若跌倒时外力较剧烈,手撑地后肘关节出现内、外翻,将先形成侧方脱位,外力继续作用可使尺骨、桡骨脱位至肱骨前方,形成前脱位;也可因肘后直接受到暴力打击或跌倒时肘关节以较大屈曲角度着地,引起前脱位。导致肘关节前脱位的外力一般较为剧烈,多伴有尺骨鹰嘴骨折,并可造成软组织严重损伤,如关节囊损伤,尺骨、桡骨侧副韧带断裂等,同时神经血管损伤概率也将增加。

肘关节前脱位图如图 6-10 所示。

三、临床表现

(一) 后脱位

(1) 患者大多有典型的急性损伤史。

(2) 局部迅速出现剧烈疼痛,肘窝处明显肿胀,肘关节不敢伸直,弹性固定在屈曲位,屈伸活动受限。

(3) 受伤后,患者往往用健手托住患侧肘关节,身体向患侧倾斜的姿势就医。

(4) 脱位后,肘窝前饱满,可触及肱骨下端;肘后空虚,可触及肘关节后方明显隆起的尺骨鹰嘴。

（5）测量上肢长度，患侧明显短缩。

（6）由于脱位后，尺骨鹰嘴不再位于原来位置，因此肘后三角关系完全破坏。

（7）若合并神经血管受损，可出现手部感觉麻木或感觉丧失。

（8）X光片可了解具体脱位情况及有无合并骨折。

（二）侧方脱位

一般症状与后脱位基本相同，不同之处有以下几点。

（1）肘关节内、外径增宽。

（2）前臂与肱骨纵轴线的关系改变。

（3）外侧脱位时，前臂向外侧移位，肱骨内上髁明显突出，桡骨头突出，尺骨鹰嘴位于肱骨外上髁外侧，肘关节呈外翻畸形。

（4）内侧脱位时，前臂向内侧移位，肱骨外上髁明显突出，尺骨鹰嘴位于肱骨内上髁内侧，肘关节呈内翻畸形。

（5）X光片可了解有无合并肱骨内、外上髁骨折。

（三）前脱位

一般症状与后脱位基本相同，不同之处有以下几点。

（1）肘关节弹性固定于过伸位。

（2）肘窝前可触及突出的尺骨鹰嘴，肘后空虚，可触及肱骨下端，若合并尺骨鹰嘴鼓着，可在肘后触及游离的尺骨鹰嘴骨折块。

（3）X光片可了解有无尺骨鹰嘴等其他骨折情况。

（4）测量上肢长度，患侧明显增长。

四、现场急救

（一）肘关节脱位的现场急救

快速进行全身检查，测量脉搏，检查手部感觉，若脉搏极弱或难以摸到，可提示血管受损，若手部感觉丧失或麻木，可提示神经损伤；勿强行将患肢拉直，以免造成更严重的损伤；患肢前臂下可垫夹板或其他衬垫，再用三角巾或绷带等将前臂托起置于胸前，三角巾或绷带固定在脖子上；局部进行冰敷，以减轻炎症与渗出，而后即刻送医。

（二）肘关节脱位的一般治疗

1. 复位

脱位后应尽快复位，患者可在局部麻醉下进行手法复位，如受伤时间较短，可在无麻醉下进行。若有侧方脱位，应先对侧方脱位进行复位，而后再复位前后脱位。若手法复位失败，或合并骨折，神经血管损伤时，可改用手术治疗。

1）后脱位

（1）患者取坐位，肩外展，助手双手握住患者上臂，术者位于患者前，一手握患侧前臂中部与助手共同进行牵拉,另一手拇指抵住肱骨下端向后推按,其余四指顶住尺骨鹰嘴向前推,同时缓慢屈曲肘关节。若听到响声或有震动感,则表示复位成功。

肘关节后脱位手法复位法如图6-11所示。

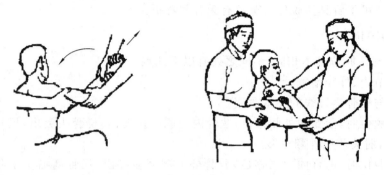

图6-11　肘关节后脱位手法复位法

（2）患者取坐位,助手双手握住患者上臂,术者位于患侧,一手握患侧前臂中部进行牵拉,另一手拇指顶推尺骨鹰嘴,其余四指由后向前转动尺骨,使前臂稍旋前,同时缓慢屈曲肘关节。若听到响声或有震动感,则表示复位成功。

2）前脱位

患者取坐位,两助手分别握住患者上臂与腕部,同时向两端牵拉,术者两手拇指抵住向前脱出尺桡骨上端向后下方推按,其与手指抵住后方的肱骨下端向前上方顶推,若听到响声或有震动感,则表示复位成功。

2.固定

复位后,患肢用三角巾悬吊,夹板或长臂石膏托固定在屈曲90°,手心朝内的功能位,固定时间约3周左右;伤后24 h可配合适当的理疗,中药外敷等方法促进肘关节恢复,须谨慎运用按摩,以防被动活动过于剧烈,引起骨化性肌炎。

3．功能锻炼

功能锻炼以主动活动为主,鼓励患者早期进行适当的功能锻炼,固定期间即可进行肩、腕、手部的主动活动,去除固定后,逐渐活动肘关节,尽早恢复患肢功能。

五、康复锻炼和预防

（一）康复锻炼

肘关节脱位常伴有关节囊,侧副韧带等关节周围软组织损伤,有时还伴有肱骨上髁骨折、冠状突骨折、尺骨鹰嘴骨折等,脱位后易产生肌肉萎缩,关节僵硬,若不及时进行功能锻炼,可造成严重的功能损害,因此,康复锻炼极为重要。

复位后1周,肘关节制动在功能位,可进行肩、腕、手部各关节的主动活动,疼痛减轻后立即进行肱二头肌和肱三头肌的静力性收缩练习,防止肌肉萎缩与关节僵硬。

复位后2～3周,继续进行肱二头肌和肱三头肌的等长收缩训练;可进行肩、腕、手部的抗阻肌力训练;还可辅以物理因子疗法促进恢复。

　　复位 3 周后可去除外固定,继续进行上述抗阻肌力训练;可开始进行肘关节的主动屈伸和前臂旋转训练;由于合并周围软组织损伤,可进行适当按摩或关节松动术,注意手法轻柔,否则将加重出血渗出,严重时可引起骨化性肌炎;当合并神经血管损伤时,可使用营养神经类药物配合神经肌肉电刺激,对失去神经支配的肌肉,应积极进行被动活动,以防止形成进一步的功能障碍;定期复查,检测神经肌肉恢复情况。

(二)预防措施

　　(1)活动前做好充分的准备活动。

　　(2)活动前,检查运动器材是否完好,场地是否安全。

　　(3)尽量避免受到暴力撞击,摔倒时避免用手撑地。

　　(4)活动时可佩带护具,以加强对肘关节处的保护。

　　(5)运动负荷不宜过大,运动过程中应量力而行,不做力所不及的危险动作。

　　(6)加强动作技能训练及肘关节功能训练。

第五节　掌指关节脱位

　　掌指关节是由近节指骨基底、掌骨头、掌板、侧副韧带、副侧副韧带及关节囊所组成的双轴关节,具有屈-伸、内收-外展和一定量的环绕回旋运动。其中,屈-伸运动幅度最大。掌指关节脱位多见于拇指和食指,发生于其他手指者少见。且多为掌侧脱位,背侧脱位者罕见。

一、损伤机制

　　本病主要是由于间接力量导致手指扭伤、戳伤、手指极度背伸时发生,拇指、示指最多。通常是手指于过度伸展位,受到纵向而来的暴力,致使掌指关节的掌侧关节囊破裂,掌侧纤维板从膜部撕裂。掌骨头通过破裂的关节囊,并从屈指肌腱的一侧,脱至手部掌侧皮下,近节指骨基底部则移向掌骨头背侧。而其中拇掌指关节背侧半脱位通常是由于受到过伸外力的作用造成拇指掌骨过度背伸,常导致近侧掌板撕裂。拇掌指关节背侧半脱位也称单纯型背侧脱位,即掌指骨表面之间,但大部分关节连接仍存在。根据程度,可分简单、复杂两种脱位类型。

　　掌指关节脱位示意图如图 6-12 所示。

二、临床表现

　　本病最主要的临床表现为关节疼痛畸形。较多发生在拇指、示指,脱位后指骨向背侧移位,掌骨头突向掌侧,形成关节过伸位畸形。示指尚有尺偏及指间关节半屈曲畸形。表现为局部肿胀、疼痛、功能障碍。

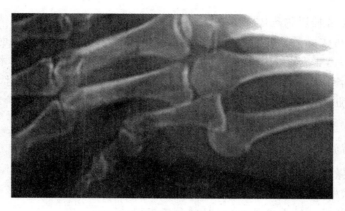

图 6-12　掌指关节脱位示意图

三、治疗

（一）简单背侧脱位（半脱位）

此时屈曲腕关节和近侧指间关节，放松指屈肌腱，然后由背侧向远侧、掌侧推挤近节指骨基底，通常可使之复位。操作过程中，切忌暴力和背向牵拉手指，以免关节面分离、掌板滑到掌骨头背侧，变简单脱位为复杂性脱位。腕部神经阻滞麻醉，松弛肌肉张力，可提高闭合复位的成功率。复位后，用背侧石膏托将掌指关节固定在 50°～70°屈曲位，两周后开始活动锻炼。

（二）复杂性脱位（不可复位性脱位）

复杂性脱位很难做到闭合复位，原因是掌板随指骨一起背移、紧紧地嵌压在掌骨头背侧，阻碍近节指骨基底回到原位。尽管如此，复杂脱位还是应先试行闭合复位，只有当闭合复位失败之后才考虑切开复位。切开复位多采用沿脱位关节的远侧掌横纹做横行切口。

四、康复锻炼和预防

本病主要是由间接外力所造成，故对本病的预防最主要是要防止手指扭伤、戳伤等。对已受伤的患者，应及时就医，以便在早期得到及时的治疗，以免造成更严重的损害。同时，还应注意在医生的指导下进行功能锻炼，以使手部功能尽快恢复。

固定后需要重视患指以外手指的功能锻炼；去固定后可做患指的掌指关节和指间关节的主动屈伸活动，活动范围由小到大，逐渐进行，并可配合轻手法按摩，以理顺筋络，切忌采用粗暴手法推拿。指间关节脱位，手指功能的恢复较缓慢，且常遗留关节增粗、疼痛、强硬、屈伸功能受限等症。

第六节　指间关节脱位

指间关节，由近节指骨滑车与远节指骨基底部构成。指间关节分为近侧指间关节和远侧指间关节。指间关节脱位较为常见,各手指的近侧或远侧指间关节均可发生。脱位的方向多为远节指骨向背侧移位或内、外侧移位,前方脱位极为罕见。指间关节脱位常与侧副韧带损伤同时发生。

一、损伤机制

指骨间关节为单向活动的屈伸关节,在关节极度过伸、扭转或侧方挤压时,可造成关节囊关节侧副韧带损伤,重者韧带断裂,或伴有撕脱骨折,有时造成关节脱位。脱位的方向大多是远节指骨向背侧移位,同时有侧方偏移。

指间关节脱位示意图如图 6-13 所示。

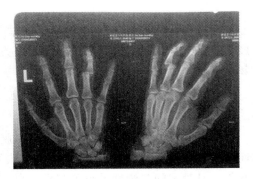

图 6-13　指间关节脱位示意图

二、临床表现与诊断

根据手部的外伤史,伤后症状,体征结合手指 X 线正侧位片,诊断不难。体征:伤后关节呈梭形肿胀、疼痛、局部压痛、自动伸屈活动受限。如侧副韧带断裂,受累关节有异常侧方偏斜,即分离试验为阳性。

三、治疗

(一)非手术疗法

1. 复位手法

多采用牵引推挤复位法。即患者取坐位,术者一手固定患肢掌部,另一手握患指末节,先顺畸形拔伸牵引,然后用拇指推指骨基底部向前方,同时食指托顶指骨头向背侧,逐渐屈曲指间关节即可复位。

2. 固定方法

用塑形铝板或竹片,置于手指的掌侧,固定患肢于轻度对掌位 1～3 周。

(二)手术疗法

手法复位失败、复位后不能维持对位、陈旧性指间关节脱位及合并侧副韧带断裂等情况可手术复位。手术可采用切开复位,细钢针内固定或者侧副韧带修补。

四、康复锻炼和预防

早期需要重视患指以外手指的功能锻炼。去除固定后,可做患指的掌指关节和指间关节的主动伸屈活动,活动范围由小到大,逐渐进行。并可配合手法按摩,以理顺筋络,促进功能康复。

第七节　月骨脱位

月骨形状特殊,掌侧宽背侧窄。近端与桡骨形成关节,远端与头状骨,一小部分钩骨形成关节,桡侧与舟骨、尺骨与三角骨形成关节,脱位后完全移向掌侧,月骨的血运来自前韧带和后韧带。

一、损伤机制

多由间接外力引起,手掌着地摔伤,腕部处于极度背伸位,外力自上而下之重力与自下而上的反作用力,使桡骨远端诸骨与头状骨相挤压,桡骨与头状骨之间的掌侧间隙增宽,头状骨与月骨间的掌侧韧带与关节囊破裂,月骨向掌侧脱位。

如月骨留于原位,而其他腕骨完全脱位时,即称为月骨周围脱位。

月骨脱位,根据损伤程度与位置分为三种。

(1)桡骨、月骨后韧带撕裂或月骨后角发生撕脱骨折,向掌侧脱位后,凸面向后,凹面向前。

(2)后韧带撕裂后,月骨旋转270°,位于远端前部,凹面向后,凸面向前。

(3)外力更大,桡骨、月骨前后韧带均断裂,月骨移位至桡骨远端掌侧,凸面向后,凹面向前。脱位的月骨与前韧带相连,则月骨有生活力,如前后韧带均断裂,则可能发生坏死。

月骨脱位图如图 6-14 所示。

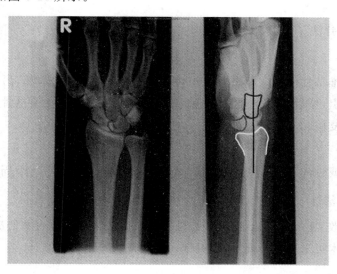

图 6-14　月骨脱位图

二、临床表现及诊断

(1)患腕常有明确的背伸外伤史,如行走跌倒时以手掌撑地等。

（2）关节疼痛、肿胀及压痛范围大于单一的腕骨骨折,但晚期也可局限在较小的区域,运动幅度及握力明显下降。月骨掌侧脱位可增加指屈肌腱张力,手指呈半屈曲状,被动伸展或主动屈曲手指时疼痛加剧。腕关节掌侧饱满,触诊可感觉皮下有物体隆凸。月骨掌侧脱位可增加腕管内压,导致正中神经受压、桡侧3个半手指感觉异常。陈旧性脱位有时可致指屈肌腱自发性断裂。

三、治疗

（一）现场处理

伤后立刻制动,用健侧手托住伤侧腕部前去就医,局部可进行冰敷以减轻出血及炎症渗出。

（二）手法复位

脱位一旦确诊应尽早手法复位,可在臂丛神经麻醉下施行。腕呈背伸位,术者握患手手指及腕部加以牵引,加大头状骨与桡骨间隙,用拇指推月骨的凹面使其复位,并渐屈曲腕关节,X线透视或拍片证实复位。

（三）手术复位

不奏效或陈旧性脱位复位困难者,可行切开复位。陈旧性脱位月骨发生缺血性坏死者可行月骨切除,将掌长肌腱自肌腹交界处切断,保留与掌腱膜连接部位,将肌腱制成团块状,填充于摘除月骨空腔内,保持其他腕骨间的关系,术后固定2～3周。

（四）陈旧性脱位

2～3周以内者可试行手法复位,时间更长或复位不奏效者,可行切开复位腕关节融合或近排腕骨切除术。

（五）复位后处理

复位后用石膏固定于腕屈曲位1周,再改中立位固定2周,之后进行功能锻炼,强度逐渐增加;可配合适当的理疗、按摩、中药外敷等方法促进腕关节功能恢复。

四、康复锻炼和预防

（一）康复锻炼

月骨脱位复位后即可开始功能锻炼,早期主要做手指最大限度的屈伸运动,次数从少到多,幅度从小到大,循序渐进,直至手指功能完全恢复。同时肩肘关节也要适当活动,以增强上肢血液循环,加速炎症的吸收和改善伤处的营养。手腕的康复锻炼要到2～3周后进行,主要练习方法为有控制即前后肌肉都用力的匀速运动,包括内收、外展、屈伸、旋转等。

（二）预防措施

月骨脱位多在运动中由间接暴力所致,可通过加强准备活动和动作技能训练预防脱位。

此外,摔倒时尽量不要用手撑地,学会用自我保护的动作着地。

第八节　髋关节脱位

一、髋关节脱位的概念与分类

(一)髋关节脱位的概念

髋关节(见图 6-15)是典型的杵臼关节,由髋臼和股骨头构成。股骨头从髋臼中脱出的情况被称为髋关节脱位。髋关节脱位的发生率在大关节脱位中居第三位,好发于青壮年,由于周围有坚强的韧带和肌群巩固而不易损伤,多只在劳动中或发生车祸时受到强烈暴力冲击形成脱位。髋关节脱位常伴有关节囊,韧带等周围软组织损伤,还可能合并身体其他部位骨折甚至重要脏器损害,因此是一种严重的运动损伤。

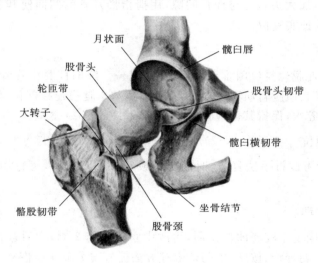

图 6-15　髋关节示意图

(二)髋关节脱位的分类

(1)根据脱位后股骨头和髋臼的相对位置可分为:后脱位、前脱位、中心脱位。临床上后脱位发生率较高。

① 股骨头位于 nelaton 线(髂前上棘与坐骨结节连线)之后为后脱位。

② 股骨头位于 nelaton 线之前为前脱位。

③ 股骨头顶破髋臼穿入骨盆内为中心脱位。

(2)根据脱位后有无合并骨折可分为:

Ⅰ型:脱位后无骨折或合并小片骨折。

Ⅱ型:脱位后髋臼后缘合并大块骨折。

Ⅲ型:脱位后髋臼缘合并粉碎性骨折。

Ⅳ型:脱位后合并股骨头骨折。

二、髋关节脱位的损伤机制

髋关节脱位多由高速高能量的暴力所致。髋关节的局部生理特点为:关节囊坚韧致密,囊内有股骨头韧带;前壁有长而坚韧的髂股韧带,限制大腿过伸;前下壁有耻骨韧带,限制大腿外展和旋外;后上壁有坐骨韧带,限制大腿旋内;以及有轮匝带约束股骨头向外脱出,经多条韧带围绕构成了十分稳定的关节,故脱位发生率远低于肩关节和肘关节,但其中因关节囊后下部缺乏韧带加强,较为薄弱和松弛,因此髋关节后脱位在临床中较多见。

(一) 后脱位

如坐车时,髋关节位于屈曲、内收、稍内旋位,此时股骨头移至薄弱的关节囊后下部,与髋臼接触面相对较小,当发生急刹车,人体将在惯性作用下继续向前移动,膝关节前方的座椅等障碍物会对股骨产生一个力,经膝关节沿股骨干向股骨头传导,使股骨头顶向髋臼后缘,因此时股骨头嵌入髋臼的部分相对较少,股骨头在力的作用下穿过髂股韧带与坐骨韧带之间的薄弱区脱出髋臼,顶破髋关节囊后方,造成坐骨韧带撕裂,形成髋关节后脱位。若髋关节在稍外展位遭受类似的暴力作用,髋臼后缘与股骨头之间发生碰撞,可能导致髋臼后缘骨折或股骨头骨折。后脱位时,股骨头可能压迫或牵拉坐骨神经,导致坐骨神经损伤。

(二) 前脱位

在强烈暴力作用力下,髋关节外展外旋过度,股骨大转子顶于髋臼缘上,外力继续作用将形成以股骨颈为支点的杠杆作用力,使股骨头穿过髂股韧带和耻骨韧带之间的薄弱区脱出髋臼,顶破关节囊前下方,造成耻骨韧带撕裂,形成髋关节前脱位。前脱位时,股动脉可能受到压迫,导致下肢血液循环障碍。

(三) 中心脱位

髋关节受到外侧暴力作用,如髋外侧受到碰撞或跌倒,此时股骨大转子着地,暴力直接作用在股骨大转子处,沿股骨颈传导至股骨头,并撞击髋臼底部,造成髋臼骨折,若暴力继续作用,可使股骨头顶破髋臼底部穿入骨盆内,形成中心脱位;或髋关节微外展位时,暴力沿股骨干向股骨头传导,也可引起中心脱位。然而股骨颈与股骨干成角 110°~140°,暴力传导方向会在股骨颈处发生改变,使传导暴力在未到达髋臼底部前就已造成股骨颈骨折,因此中心脱位的情况较少见。

髋关节脱位图如图 6-16 所示。

三、临床表现

(一) 后脱位

(1) 患者有严重外伤史,且多为高速高能量暴力。

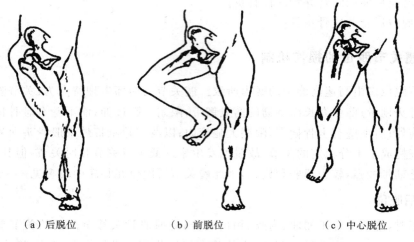

（a）后脱位　　　　　　　（b）前脱位　　　　　　　（c）中心脱位

图 6-16　髋关节脱位图

（2）受伤后髋关节立刻出现剧烈疼痛，患侧有明显肿胀与压痛，下肢无法进行主动运动，出现严重功能障碍。

（3）患侧髋关节弹性固定，呈屈曲，下肢内收、内旋、短缩畸形。

（4）股骨大转子明显上移，臀部可触及上移的股骨头。

（5）"粘膝征"（患侧膝关节屈曲靠于健侧大腿上）阳性。

（6）若脱位后股骨头压迫坐骨神经，可出现一系列坐骨神经受压症状。

（7）X 光片可见脱位后位于异常位置的股骨头，以及有无并发其他骨折等。

（二）前脱位

前脱位一般表现基本与后脱位相同，不同点在于：

（1）患者表现为髋关节微屈曲、外展、外旋畸形，测量患肢长度时发现患肢增长。

（2）患侧腹股沟处可触及移位的股骨头。

（3）若股骨头压迫股神经或闭孔神经，可出现大腿内侧和下肢前侧感觉异常等症状。

（4）若股骨头压迫股动脉，可出现下肢血液循环障碍的症状，如患侧下肢青紫，足背动脉减弱或消失等。

（三）中心脱位

中心脱位无特殊的阳性体征，其一般表现基本与后脱位相同，不同点在于：

（1）患肢短缩，短缩情况由股骨头穿入骨盆的深度决定。

（2）股骨大转子内移。

（3）若出现髋臼骨折可形成血肿。

（4）可出现失血性休克，并合并腹部脏器损伤。

（5）X 光片可见髋臼骨折及股骨头穿入骨盆所导致的骨盆骨折。

四、现场急救

(一)髋关节脱位的现场急救

髋关节脱位是一种严重损伤,可出现失血性休克,若出现休克时,应立刻让患者平躺以保持呼吸道通畅,尽量不要搬动患者,以免加重损伤;有出血时应及时止血;简单排查有无其他损伤;髋关节脱位后下肢往往位于屈曲位,可用海绵垫、毛巾等相对较柔软的东西将患肢按其不同脱位的畸形状态垫护好,而后用绷带或宽布带等物将患肢与健肢稍加固定在一起,并及时送医。

(二)髋关节脱位的一般治疗

1. 复位

一般情况下,前脱位和后脱位可使用手法复位,而中心脱位需要根据实际情况给予持续牵引或手术治疗。若手法复位失败或伴有骨折或神经损伤等情况,应及时进行手术治疗。

1)后脱位

(1)Allis复位法:患者仰卧,助手按住双侧髂嵴固定骨盆,术者双手握住患侧腘窝部,使患者缓慢屈髋屈膝各90°,然后向上牵引;与此同时,徐徐向内,外旋股骨干,使股骨头旋入髋臼内。如听到或感到明显弹响,患肢伸直后畸形消失,并可做内收、外展等活动,即表明复位成功(见图6-17)。

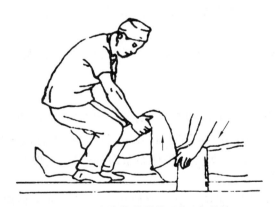

图 6-17　髋关节后脱位 Allis 复位法

(2)Bigelow复位法:患者体位和骨盆固定法同上,术者一手握住患肢踝部,另一手托住腘窝,在牵引的同时缓慢屈髋屈膝,并使髋关节内收、内旋,令膝部接近对侧髂前上棘和腹壁,在维持牵引下继而将髋关节外展、外旋,最后伸直;其动作在左侧髋部像画一个问号(?),在右侧髋部则像画一个反问号(⸮),使股骨头滑入髋臼。

髋关节后脱位 Bigelow 复位法如图6-18所示。

2)前脱位

(1)Allis复位法:患者体位和骨盆固定法同后脱位,患肢外展、外旋,助手托住患肢屈髋

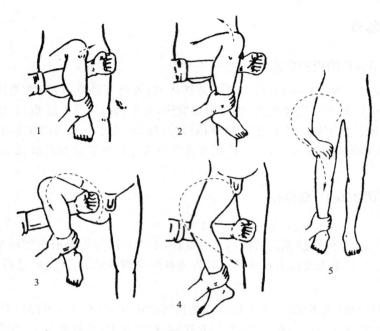

图 6-18 髋关节后脱位 Bigelow 复位法

屈膝约 90°,并向下持续牵引,术者站于患者健侧,一手由内向外推股骨头,另一手扳动大腿使髋关节内收,当股骨头滑入髋臼后内收,内旋髋关节,并使下肢伸直。复位成功标志同后脱位。

(2) Bigelow 复位法:操作步骤与后脱位相同,但方向相反(左侧髋部画反问号——ﮨ,右侧髋部画问号——?)。

3)中心脱位

(1)对股骨头轻微内移者,患者仰卧,一助手绕过患者腋下,另一助手握住患者患侧踝部,使下肢位于约外展 30°的中立位,共同向两端进行牵拉,术者位于患侧,用一布条绕过大腿根部,一手将骨盆向健侧推压,另一手握住布条向外牵拉,把股骨头拉出髋臼,若两侧股骨大转子对称,则复位成功。

(2)对股骨头严重内移者,患侧下肢需要使用骨牵引。可先采用股骨髁上牵引,若复位不成功,可经大转子进行侧方牵引。

2. 固定

复位后,可采用皮牵引或骨牵引固定。后脱位者髋关节应制动于外展 30°～40°,旋转中立位;前脱位者应制动于内收,内旋伸直中立位,避免髋关节外展;固定时间一般为 3～4 周,而中心脱位则需要牵引 8～10 周,需要待髋臼愈合后方可解除牵引固定。此外,因髋关节内有一股骨头韧带连接股骨头与髋臼底部,其内部有到达股骨头并供血营养股骨头的血管,若此韧带损伤,可影响股骨头的血液供应,导致股骨头缺血性坏死,所以去除固定后的 3 个月内应避免患肢负重。且患者出院后应定期复查,若产生其他并发症,可及时发现,尽早治疗。

以免造成患者残疾。

3. 功能锻炼

病情稳定后即可进行简单的功能锻炼。制动期间应进行股四头肌和踝关节的功能锻炼,解除牵引固定后患肢不可即刻负重,应待确定无股骨头坏死的情况后再进行负重训练。

五、康复锻炼和预防

(一)康复锻炼

复位固定后可进行足踝部功能锻炼,如踝泵训练、脚尖旋转等动作,动作应缓慢,持续,适度用力,每日进行多次;鼓励进行股四头肌等长收缩活动,每次持续 5~10 s,每日重复多次,以改善患肢血液循环,防止关节僵硬和肌肉萎缩。

3~4 周后去除固定和牵引,可进行适当的被动活动。治疗师可位于患者患侧,一手托住腘窝,另一手握住踝关节,在患者完全放松的状态下,治疗师置于腘窝处的手缓慢平稳地向上提起膝关节,而置于踝部的手固定踝关节,使脚跟不离床面,帮助患者完成屈髋屈膝动作,每日重复数次。开始时以屈曲 20°~30°为宜,而后根据患者实际情况逐渐增加活动范围。有条件的情况下也可使用 CPM 机进行持续被动活动。

后期患者可在医师指导下在床上进行下肢的屈伸、内收外展、内旋外旋、环转等主动活动。例如:① 直腿抬高;② 坐位或仰卧位屈髋屈膝;③ 健侧卧位,患肢外展内收;④ 健侧卧位,患肢后伸;⑤ 患肢抬高做划圈动作等。然后逐渐过渡到持双拐下地活动,可在站立位下继续进行以上训练,但 3 个月内患肢不宜负重,以免造成股骨头缺血性坏死等其他并发症。3 个月后,若 MRI(磁共振成像)表明股骨头血供良好,可先持拐进行部分负重训练,再逐渐过渡到弃拐负重行走。而中心脱位患者的负重训练时间则需要适当推迟。

(二)预防措施

由于髋关节脱位多由直接暴力所致,因此髋关节脱位的预防措施重在防止遭受直接暴力损伤,如车祸、坠落等,活动过程中出现跌倒时应尽可能避免髋外侧着地。

第九节　髌骨脱位

一、髌骨脱位的概念与分类

(一)髌骨脱位的概念

髌骨是人体最大的籽骨,位于股骨下端前面,股四头肌腱内,当膝关节屈伸时,髌骨在股骨内外侧髁间沟内进行滑动。髌骨脱位可分为半脱位和全脱位,髌骨纵嵴不超过股骨髁为半脱位,髌骨嵴超过股骨内外侧髁为全脱位。由于髌骨在股骨髁间沟内滑动受内、外侧髁的限制,且髌骨上方有股四头肌,下方有髌韧带,内、外侧分别有内、外侧支持带,能从四个方向上稳定髌骨,因此髌骨的稳定性较大,一般只在受到暴力作用时或患有髌骨先天性发育异常者容易发生髌骨脱位。多见于青少年、中年及以上,发病率较低,女性多于男性。髌骨脱位可引起周围软组织损伤、松弛,有时可伴有髌骨软骨软化症等。

髌骨脱位示意图如图 6-19 所示。

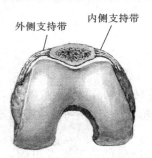 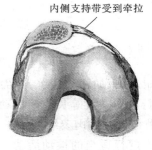 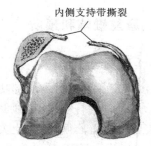

外侧支持带 内侧支持带　　　内侧支持带受到牵拉　　　内侧支持带撕裂

切线位观。正常情况下,髌骨位于股骨髁间沟内　　　半脱位时,髌骨因股内侧肌无力及外侧支持带紧张而偏向外侧,表现为Q角增大　　　脱位时,髌骨完全移出股骨髁间沟

图 6-19　髌骨脱位示意图

(二) 髌骨脱位的分类

(1) 根据髌骨脱位后与股骨的相对位置可分为:外侧脱位、内侧脱位、上脱位、下脱位、关节内脱位和髁间脱位。其中临床上以髌骨受到来自内侧或前内侧的暴力,导致向外侧脱位的情况较多。

(2) 根据髌骨脱位的原因可分为:创伤性髌骨脱位和习惯性髌骨脱位。

① 创伤性髌骨脱位是指髌骨在受到暴力作用时发生的急性髌骨脱位。患者多伴髌骨支持带和关节囊损伤,可伴髌骨、股骨、胫骨等部位骨折。脱位方向由外力作用方向和膝关节屈伸位置决定。

② 习惯性髌骨脱位是以髌骨先天性发育异常或创伤性髌骨脱位后未处理得当为主因,髌骨受到外力作用为诱因引起的。对习惯性髌骨脱位者,可引起髌骨脱位的力非常小,仅在正常行走过程中也可能发生髌骨脱位,且多伴髌骨软骨软化及周围软组织松弛等症状。

二、髌骨脱位的损伤机制

(一) 创伤性髌骨脱位

(1) 若暴力直接作用于髌骨内侧,前内侧或股四头肌强力收缩时,可导致髌骨被推出股骨滑车,形成髌骨外侧脱位。

(2) 若暴力直接作用于髌骨外侧,可引起内侧脱位,但临床上较为少见。

(3) 若外伤导致股四头肌腱或髌腱断裂,可分别引起髌骨上脱位和下脱位。

(4) 膝关节在进行内、外翻或扭转动作时受到暴力作用,使传导至髌骨的力与其方向都发生改变,髌骨在外力作用下活动超出正常生理范围,形成关节内脱位或髁间脱位,但临床上极为罕见。

创伤性髌骨脱位示意图如图 6-20 所示。

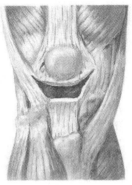

髌腱撕裂
髌韧带在髌下极处撕裂

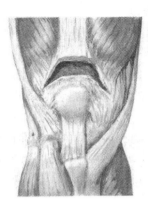

股四头肌腱撕裂
股四头肌腱在髌
上极处撕裂

图 6-20　创伤性髌骨脱位示意图

（二）习惯性髌骨脱位

（1）有数据表明，患有高位髌骨等髌骨先天性发育异常的人群，其髌骨脱位发生率明显高于正常人，如髌骨本身位置偏高，在膝关节屈曲时易滑出股骨髁间沟，髌骨失去股骨内外侧髁的限制，易出现脱位。

（2）若髌面的纵嵴低平或股骨内、外侧髁其中一侧较平，将导致髌骨可嵌入股骨髁间沟的深度变浅，限制髌骨的作用减弱，在外力作用下髌骨易出现脱位。

（3）韧带松弛，膝关节内、外翻，胫骨外旋等可导致膝关节伸膝装置力线改变，膝关节活动时将产生向内或向外侧方向的合力，牵拉髌骨向内或外侧运动，增加脱位概率。

（4）如髂胫束等髌骨外侧支持带挛缩或止点发生改变，可导致股内侧肌等内侧支持带松弛或肌力减弱，使膝关节内外侧受力不均，髌骨运动轨迹发生改变，若此时外力作用于髌骨内侧，易引起髌骨外侧脱位。

习惯性髌骨脱位示意图如图 6-21 所示。

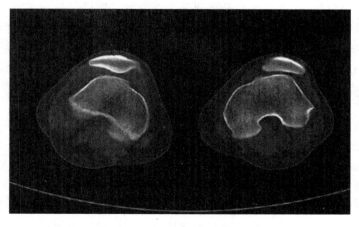

图 6-21　习惯性髌骨脱位示意图

二、临床表现

（一）创伤性髌骨脱位

（1）患者多有急性外伤史。

（2）受伤时髌骨有明显错动感，而后立刻产生剧烈疼痛，膝关节出现明显肿胀和功能障碍，轻者可跛行，重者下肢活动受限。

（3）股四头肌止点，髌骨周缘等部位有明显压痛。

（4）膝关节出现畸形，不同方向的脱位有不同表现。

（5）部分患者检查身体时可发现高位髌骨、肥大髌骨等髌骨先天性发育异常，以及髌骨周围软组织松弛等情况。

（6）X光片可了解具体脱位情况及有无并发骨折等。

（二）习惯性髌骨脱位

（1）髌骨有多次脱位病史，可无剧烈的外伤史。

（2）患者常主诉膝关节有弥漫性疼痛，上下楼梯时加重，常出现肿胀。

（3）脱位时髌骨有错动感。

（4）脱位后膝关节无力，活动不灵活，部分患者可出现"假交锁"现象。

（5）检查身体时发现髌骨摩擦音，恐惧试验阳性，Q角大于20°等。

（6）部分患者伸膝时髌骨可自行复位。

（7）X光片可能显示膝关节处的骨关节病变。

三、现场急救

（一）髌骨脱位的现场急救

习惯性髌骨脱位后，大部分患者可在膝关节伸直时，自行复位；若此时仍无法复位，可在患者膝关节伸直状态下，用拇指轻推髌骨，使髌骨回到原位，当听到明显弹响声，表明复位成功，此时患者较脱位时有明显舒适感。对创伤性髌骨脱位者，可在膝关节后放一长木板，用绷带或长布条把膝关节固定在伸直位，局部进行冷敷以减轻疼痛和渗出，并及时送医。

（二）髌骨脱位的一般治疗

1. 复位

创伤性髌骨脱位情况较轻者可选择手法复位，手法复位不成功或合并骨折，肌腱、韧带断裂等严重损伤时，需要通过手术治疗，复位髌骨或其他骨折部位，缝合撕裂的软组织，以恢复膝关节的正常解剖形态。

对习惯性髌骨脱位患者，采用股四头肌训练，石膏托固定，佩戴护膝等保守治疗往往达不到理想效果，只有手术是唯一有效的根治方法。手术将根据患者的不同情况，通过改变髌骨周围各方向上伸膝装置的排列顺序，建立新的平衡机制，达到重塑髌骨稳定性的目的。

2. 固定

复位后,膝关节可应用绷带包扎,石膏托或支具固定在伸直位,一般情况下需要固定 3～6 周;而手术治疗后的固定时间有所延长,需要 3～5 个月后方可下地进行功能锻炼。

3. 功能锻炼

固定后即可进行功能锻炼,以增强股四头肌,尤其是增强股内侧肌肌力,使髌骨稳定性提高,减少脱位的发生。

四、康复锻炼和预防

(一)康复锻炼

(1)一般复位固定后即可进行肌力训练,2 周内可进行以下训练。

① 股四头肌训练,尤其是股内侧肌的锻炼,以增强向内牵拉髌骨的力量,降低外侧脱位概率。如股四头肌静力性收缩训练等,为达到训练股内侧肌的目的,可在下肢稍外旋位进行股四头肌等长收缩训练,每次持续 5～10 s,每日反复进行训练。

② 臀肌与腘绳肌静力性收缩训练。

③ 踝泵训练,防止其他肌肉萎缩和关节僵硬。

④ 在治疗师辅助指导下进行膝关节主动助力屈曲训练,复位后 2 周屈膝应大于 60°。

(2)继续进行以上训练 3～4 周,患肢可在持拐状态下部分负重。此外,还可进行以下训练。

① 终末伸膝训练,在患侧膝关节后垫一泡沫轴或枕头,使膝关节抬起至屈曲 30°,而后抬起足跟至最大活动范围,尽可能伸直膝关节,维持 5 s 左右,每日重复多次,训练后期可逐渐在踝关节处增加负荷。

② 直腿抬高训练,但需要注意膝关节不能在抗阻状态下从屈曲到伸直。此阶段膝关节屈曲应大于 90°。

(2)5～6 周后可去除固定,屈膝可达 120°以上,患肢逐渐过渡至完全负重,继续强化肌力与膝关节活动度训练,如:

① 使用弹力带进行抗阻肌力训练。

② 半蹲训练:患者下蹲 30°～40°,以不引起疼痛为界,保持腰背部靠墙,维持约 10 s,重复 10～15 次。后期可逐渐增加下蹲角度。

③ 台阶训练:选择高度为 15～20 cm 的台阶,进行正面或侧身跨台阶训练,重复数次。后期可适当增加台阶高度。

此外,还可在平衡垫等不稳定平面上进行单腿站立、踮脚尖等动作,通过神经肌肉反射改善肌肉功能。当患者肌力恢复正常,在参加体育活动的前 2～3 个月内应使用髌骨固定带,防止髌骨再次脱位。

(二)预防措施

1. 加强肌肉锻炼

增强股四头肌,尤其是增强股内侧肌肌力,通过肌力的增强代偿其他松弛的结构,以提高髌骨支持带的稳定性,降低脱位概率。锻炼方法可参照康复训练方法,但应适当增加负荷和难度。

2. 佩戴护具

在下肢肌力恢复正常后可逐渐参加体育活动,但前 3 个月应在佩戴髌骨固定带的情况下进行活动,以限制髌骨移动,减少髌骨脱位的发生。

3. 加强运动防护

注意正确的运动方式和技术动作,加强运动防护,防止运动损伤。

4. 加强医务监督

习惯性髌骨脱位者易患髌骨软骨软化症,应适时进行 X 光片,CT 等检查,以便于及时了解病变情况,并对训练和治疗做出适当的调整。

课后作业

1. 下颌关节脱位该如何复位?
2. 肩关节脱位该如何防护?
3. 肩锁关节脱位该如何急救?
4. 肘关节脱位该如何急救?
5. 掌指关节脱位该如何复位?
6. 该如何防护月骨脱位?
7. 髋关节脱位的发生机制是什么?
8. 该如何防护髌骨脱位?

第七章 常见软组织损伤及防护

学习目标

（1）了解常见软组织损伤的病因、病机及分类；

（2）熟悉常见软组织损伤的临床症状及检查方法；

（3）掌握常见软组织损伤的急救、处理方法及预防措施。

本章提要

软组织损伤是体育运动中经常出现的运动损伤。本章主要讲述了两节内容：第一节对常见软组织的病因、分类、临床表现及治疗方法进行整体概述，指导学习者在发生软组织损伤后可以对伤处进行急救，减小运动损伤的伤害程度；第二节内容详细针对不同的软组织损伤从病因病机、症状及诊断、治疗及预防措施进行系统的阐述。

关键术语

软组织 开放性软组织损伤 闭合性软组织损伤 扭伤 挫伤

第一节 概 述

一、常见软组织损伤的病因与分类

（一）病因

软组织是指人体的皮肤、皮下浅深筋膜、肌肉、肌腱、腱鞘、韧带、关节囊、滑膜囊、椎间盘、周围神经血管等组织，这些组织在运动中因各种急性外伤或慢性劳损等原因造成病理损害而出现的损伤统称为运动性软组织损伤。引起运动性软组织损伤的原因很多，主要有直接原因和潜在原因两种。

1. 直接原因

（1）思想上不够重视、缺乏必要的运动性损伤知识。

（2）教学、训练和比赛准备活动安排不当。

（3）运动技术动作的错误。

（4）运动负荷过大。

（5）运动、训练者身体功能和心理状态不良。

（6）组织方法和管理不当。

（7）体育道德修养不够。

(8) 场地、器材设备、服装不符合要求。

2.潜在原因

潜在原因即诱发因素主要表现在以下两个方面。

1) 人体组织器官的解剖、生理与功能特点

由于人体的某些器官所处的特殊解剖位置,在运动时可与周围组织发生挤压和摩擦,在一定外力作用下易造成损伤,如肩袖的肌腱。当关节处于一定的屈曲角度时,稳定性下降,关节面间的"不合槽"运动引起摩擦,如在膝关节半蹲位下发力,也会造成损伤。

2) 运动项目本身的技术特点

不同的运动项目其技术特点也存在不同,对人体各部位施加的压力也不同。若训练方法不当,人体负荷较大的部位容易受伤。如110 m跨栏,跟腱的承受力度非常大,如长期承担的负荷较大,容易导致跟腱断裂。

(二) 软组织损伤的分类

软组织损伤的分类方法有很多,根据运动性损伤的分类方法可对运动性软组织损伤进行以下分类。

1.根据运动性损伤发病的缓急分类

(1) 急性软组织损伤:遭受一次直接或间接暴力而造成的软组织损伤。

(2) 慢性或过劳性软组织损伤:局部长期负担过度,由微细损伤积累而造成的软组织损伤。

2.根据运动能力丧失的程度分类

(1) 轻度伤:受伤后仍能按训练计划进行训练的软组织损伤。

(2) 中度伤:受伤后不能按训练计划进行训练,由微细损伤积累而造成的软组织损伤。

(3) 重度伤:受伤后运动能力丧失,完全不能进行训练的软组织损伤。

3.根据损伤后皮肤或黏膜的完整性、有无创口与外界相通分类

(1) 开放性软组织损伤:若伤部的皮肤或黏膜破裂,创口与外界直接相通,有组织液渗出或血液自创口流出,称为开放性软组织损伤。如擦伤、刺伤、裂伤、切伤等。

(2) 闭合性软组织损伤:局部皮肤或黏膜完整,无创口与外界相通,损伤时的出血积聚在组织内部。如挫伤、肌肉拉伤、关节韧带扭伤等。

4.根据运动性损伤的病程分类

(1) 急性软组织损伤:是指瞬间遭受直接暴力或间接暴力造成的软组织损伤。

(2) 慢性软组织损伤:是指局部过度负荷,多次微细损伤积累而成的劳损。

5.根据运动技术与训练的关系分类

(1) 软组织损伤:该创伤与运动技术特点密切相关,少数为急性创伤,如跨栏造成的跟腱断裂、足球运动中的擦伤等。

(2) 非运动技术软组织损伤:该创伤多为意外伤。如运动场地问题造成的脚踝韧带扭伤等。

二、软组织损伤的临床表现及诊断

（一）临床表现

软组织损伤的临床表现分为局部损伤和全身反应两个方面。

1. 局部损伤表现

（1）疼痛：软组织损伤患者均有不同程度疼的痛感，2～3 d后可逐渐缓解。若疼痛加重或出现持续性疼痛，表示有感染的可能。当伴有内脏损伤时，疼痛常定位不明确，故在确诊前慎用止痛药。

（2）肿胀：因出血及创伤性炎症渗出所致，常伴有局部瘀斑或血肿。肿胀严重时，可致使局部组织或远端肢体出现压迫性供血障碍，表现为皮肤表面温度降低、颜色苍白等。

（3）功能障碍：软组织损伤造成机体的解剖结构破坏、疼痛及炎性反应明显，会引起机体的功能障碍，但因创伤程度及部位不同，功能障碍的程度也不一样。

（4）伤口或创面：是开放性软组织损伤特有的征象，一般分为清洁伤口、污染伤口和感染性伤口三类。

2. 全身反应表现

（1）发热：创伤出血或组织坏死分解产物吸收，可导致体温升高，一般在 38 ℃左右。若合并感染时，可出现高热。

（2）生命体征的变化：创伤后释放炎症介质、出血、疼痛及精神紧张等因素，均可引起脉搏和心率增快、血压稍高或下降、呼吸深快等表现。

（3）其他表现：患者在失血、失液的条件下会出现口渴、尿少、倦怠等症状。

（二）诊断

正确诊断运动性损伤，对科学合理的治疗、伤后康复具有极其重要的作用。常用的诊断方法包括中医望诊、问诊、闻诊、切诊和西医的物理学检查方法，既注重整体又注意局部。

1. 望诊

1）望神色

神色是人体生命现象的表现。医生可根据患者的精神和色泽判断损伤的轻重、缓急程度。若神色无明显变化、精力充沛、面色红润，则表明伤势较轻；若出现唇青面白、肤色苍白，严重者肤色呈现灰土色或紫绀色则表明失血较多；若神志昏迷、四肢厥冷、瞳孔散大、呼吸微弱则多属危急病症。

2）望姿态

注意观察患者站、卧、坐的姿势、步态、肢体长短、形态是否正常以及动作的协调性。

3）望局部

望患者局部有无血肿、瘀血斑；有无肌肉萎缩或痉挛；有无畸形；若伤口为开放性损伤注意观察创口的大小、深浅，创口边缘是否整齐，创面污染程度，色泽鲜红还是紫暗，以及出血多少等；望患者的上肢是否能上举、下肢能否行走等肢体功能状况。

4）望舌象

正常情况下,人体的舌质为淡红色,若舌质淡白,则为气血虚弱,或阳气不足并伴有寒象;若舌质鲜红,深于正常,称为舌红,进一步发展深红者称为绛,表明患者有感染发热,舌质红绛也见于阴虚。正常情况下,舌苔为薄白苔,苔面润滑。薄白苔也可见于外伤复感风寒,但正气未伤。

2. 问诊

在诊断运动性损伤的过程中,医护人员为获得更准确的诊断,必须详细询问病人的主诉病史。

1）询问患者的一般情况

患者主动叙述病变的疼痛、肿胀、畸形等症状。医生需要询问训练或比赛的组织、准备活动、训练场地等情况,运动员自身的状态以及受伤的时间、部位和受伤后的肢体功能等状况都应详细询问。

2）询问患者的病史、家庭及个人生活史

分别询问患者受伤前与运动损伤相关的内容和受伤后是否治疗及其治疗方法、过程、效果。还应询问患者的疾病史和遗传情况。

3. 闻诊

闻诊包括听声音和嗅气味两个途径。听声音包括诊察病人说话的声音、呼吸、咳嗽、心音、太息、喷嚏、呵欠等各种响声。嗅气味包括嗅病体发出的异常气味、排出物的气味及病室的气味。人体的各种声音和气味,都是在脏腑生理活动和病理变化过程中产生的,所以鉴别声音和气味的变化,可以判断出脏腑的生理和病理变化,为诊病、辨证提供依据。

4. 切诊

切脉可以了解人体的气血运行、虚实、寒热等变化;摸法主要是鉴别伤势的轻重程度。

1）脉诊

常见的脉象有以下十三种,包括浮脉、沉脉、迟脉、数脉、滑脉、涩脉、弦脉、濡脉、洪脉、细脉、芤脉、结脉和代脉。不同的脉诊代表机体不同程度的损伤。

2）摸法

认真细致地触摸局部损伤,更有利于伤口的处理和恢复。通常通过摸压痛处、动脉脉搏、皮肤温度的方法诊断患者的受伤部位、受伤的轻重程度。通过触摸法、挤压法、叩击法、旋转法和屈伸法鉴别损伤的损伤部位或损伤性质。

5. 物理学检查

磁共振成像或核磁共振成像(NMRI)有利于辅助检查软组织的运动损伤。

三、治疗

运动性软组织损伤的治疗通常分为开放性软组织损伤和闭合性软组织损伤两种处理方法。

（一）开放性软组织损伤的治疗

1. 新鲜开放伤口的处理

1）擦伤

小面积的擦伤可用 1%～2% 的碘伏涂抹，无须包扎；面部擦伤宜涂抹 1% 新洁尔灭溶液；关节部位的擦伤一般不用裸露治疗，否则容易干裂而影响运动，可用消炎软膏涂抹后包扎。

大面积污染较重的擦伤，先用生理盐水冲洗伤口，局部麻醉后用毛刷轻轻刷洗，清除杂物，敷上纱布并加盖消毒纱布进行加压包扎。感染的伤口应每日或隔日换药，有必要时遵医嘱服用抗生素。

2）切伤、刺伤和裂伤

先用碘伏、酒精将伤口周围皮肤消毒，再用消毒纱布覆盖加压包扎；伤口较大、较深且污染严重者应及时送往医院，由医务人员进行清创，消除污物、杂质、坏死组织，彻底止血，缝合伤口，口服或注射抗生素预防感染。针对伤口小而深，污染严重者，应注射破伤风抗毒素 1500～3000 国际单位，预防破伤风。

2. 慢性感染伤口的处理

引起伤口慢性感染的原因较多，可能是由于创面污染严重而清创不彻底引起；或是挤压伤引起皮肤肌肉缺血坏死，或是开放伤延误治疗时机而造成对局限性感染伤口，用常规抗感染治疗，迅速控制伤口和周围组织的急性炎症，促使伤口内肉芽组织健康生长，达到 Ⅱ 期或 Ⅲ 期愈合。若伤口小引流不畅，可扩大伤口或选低位另做引流切口，以保持引流通畅。若伤口内有大量坏死组织，酌情一次或分期切除，操作中避免损伤大的神经、血管。必要时取分泌物做细菌培养和药敏试验，有针对性地选用有效抗生素。

3. 休克

严重的开放性软组织损伤会伴有大量的血液渗出的现象，失血过多易造成休克。若由于开放性伤口造成的休克则应迅速止血，并及时补充血容量，待休克初步纠正后，再行根本性止血措施。保守治疗不能止血者，应尽早施行手术。在补充血容量的同时，还要根据病人情况酌情补充碱性药物，如果酸中毒不纠正，既可加重休克，还影响其他治疗措施的效果。适当给氧气吸入，必要时做气管插管进行人工呼吸，观察尿量，注意防止肾功能衰竭。

（二）闭合性软组织损伤的治疗

1. 急性损伤

1）早期

伤后 24～48 h 内，主要表现为伤部红肿、发热、疼痛及功能障碍，炎症反应严重。由于皮下浅层或深层组织毛细血管发生破裂，出现皮下瘀血的现象，所以此时应该遵循止血、止痛、防肿、减轻炎症反应的治疗原则。伤后采取 PRICE 原则，即保护、休息、冷敷、加压包扎、患肢抬高，还可使用止痛药物、云南白药、七厘散等，根据损伤程度如疼痛激烈也可使用哌替啶、吗啡。肌肉、韧带大部分或完全断裂者需要进行手术缝合治疗。

2) 中期

伤后 24 h 或 48 h 后,早期症状基本消失,主要表现为疼痛、肿胀、功能障碍。此时以改善血液和淋巴循环为目的,促进组织代谢,活血化瘀,防止或减少粘连,加速组织的再生修复;也可进行热疗和理疗、按摩、针灸。并且可以内服或外用药物帮助恢复。由于机体恢复能力达到一定程度,因此可进行功能锻炼,采取不会使伤处造成二次损伤的技术动作为宜。

3) 后期

急性后期损伤基本修复,疼痛、肿胀基本消失,但功能尚未完全恢复。主要表现为锻炼时有痛感,肌力未恢复,严重者可能由于组织粘连、疤痕收缩而出现伤部僵硬,活动受限等。此时以增强和恢复肌肉、关节功能,软化疤痕、松解粘连为目的。因此处理方法以按摩、理疗、功能锻炼为主,适当配以药物治疗,如旧伤药外敷或海桐皮熏洗药熏洗。

2. 慢性损伤

慢性损伤的病理变化主要为变性和增生,由于局部代谢障碍而引起组织形态和功能的改变。主要表现为局部酸痛、无力、活动受限、局部发凉等,具有反复发作的特点。因此慢性损伤的处理原则为改善伤部血液循环,促进组织的新陈代谢,合理安排局部负荷量。其治疗方法与急性损伤中、后期治疗方法一致,但应特别注意功能锻炼,以维持运动水平。

(1)伤后训练应保持运动员已经获得的良好训练状态,缩短重新投入训练的时间。因此要防止因伤停训而引起的各种疾病(停训综合征)。伤后训练可以促进损伤的痊愈和功能的恢复,防止肌肉和骨骼发生失用性萎缩,防止因伤停训后体重增加。

(2)康复训练应遵循动静结合、边练边治的原则。尽量保持全身和未伤部位的训练,避免伤后机能状态和健康状况下降,保持一定的训练水平。已伤部位要根据伤情合理安排锻炼内容和负荷量,注意个别对待、循序渐进和分期进行。

(3)加强伤后训练的医务监督。对运动人员进行定期体格检查,实时了解运动员或训练者的身体状况,预防运动中的运动性损伤。

第二节　扭　伤

扭伤是关节超过正常范围的异常活动,造成关节附近韧带与关节囊的损伤。

一、病因病机

多由剧烈运动或负重持重时姿势不当,或不慎跌倒、牵拉和过度扭转等原因,引起某一部位的皮肉筋脉受损,以致经络不通,经气运行受阻,瘀血壅滞局部而成。登山、上下石阶、楼梯或在不平整的路面上行走踩空时,打篮球或踢足球时,跳起来落下踩到他人脚上,可引起膝部和踝部扭伤,若摔倒时手部着地,还可并发腕部扭伤。扭伤部位因瘀血而肿胀疼痛,伤处肌肤出现红、青、紫等色,红色多为皮肉受伤,青色多为筋扭伤,紫色多为瘀血留滞。新伤时局部微肿,肌肉压痛,表示伤势较轻;如果红肿,关节屈伸不利,则表示伤势较重。损伤部位多发生于肩、肘、腕、膝、腰、踝等处。

二、症状及诊断

扭伤的临床表现主要为受伤部位会出现不同程度的疼痛、肿胀、皮肤青紫或瘀斑及关节活动障碍等。

(一)受伤史

有明显的受伤动作。

(二)疼痛

扭伤肌肉会产生疼痛并无法运动到位,用手按压受伤部位疼痛更加明显。

(三)肿胀

受伤后由于血管破裂,血液瘀积组织内引起局部肿胀。

(四)皮肤产生青紫或瘀斑

扭伤后由于皮肤完整,血液瘀积皮下而引起皮肤青紫或瘀斑。

(五)关节活动不利

扭伤后肌肉因疼痛而导致所涉及的关节无法活动。

三、治疗

出现关节部位的扭伤后,患者应迅速停止运动,暴露受伤部位,不要揉搓伤处,静态观察。处理方法如下。

(一)急性期

首先要区分伤势轻重。一般来讲,如果自己活动时扭伤部位虽然疼痛,但并不剧烈,大多是软组织损伤,可以自己医治。如果自己活动时有剧痛,不能站立和挪步,疼在骨头上,扭伤时有响声,伤后迅速肿胀等,是骨折的表现,应马上到医院诊治。四肢关节扭伤后 48 h 内,应用冰敷、抬高伤肢并压迫局部予以紧急处理。患者可先用弹性绷带或充气式固定器加以压迫防止进一步肿胀,同时将伤肢抬高增加静脉血回流以防肿胀。此时更是冰敷的最佳时机,将毛巾包上冰块或者在夏季可以用冰凉的山泉水沾湿毛巾敷受伤部位。冰敷目的在于防止内出血持续。根据具体情况掌握冷敷频率,一般每次敷 30 min 左右,但需要避免冻伤。

(二)亚急性期

此期可开始接受物理治疗,主要为超声波与针灸、按摩治疗,局部有瘀血可以拔罐,患部可热敷。如踝扭伤平时走路最好穿上护踝。这时可以进行一些药物治疗,伤处可贴膏药或者敷消肿散(芙蓉叶 30 g,赤小豆 10 g,芒硝粉 3 g,研成细末,加蜜或白酒调成糊状,敷在患处),同时还可内服跌打丸。在敷药前可按摩伤处,用双手拇指轻轻揉动,这样既能止痛又能消肿。

（三）慢性期

主要是加强受伤部位功能锻炼。下肢受伤可开始小步慢跑，或者活动扭伤部位。最好穿护踝或贴扎再跑，更可练习跑"8"字，但对踝关节扭伤来说还不能跳。即使治疗得当，最好也要等 6 周，再渐渐恢复原来的运动量。在此之前锻炼小腿足外翻肌肉，是确保不再扭伤的关键。

四、预防

从医学的角度来考虑，主动预防运动损伤与损伤后及时、正确处理是非常重要的。运动损伤主要可以从以下几个方面来预防。

（1）训练方法要合理。要掌握正确的训练方法和运动技术，科学地增加运动量。

（2）准备活动要充分。在实际工作中，我们发现不少运动损伤是由于准备活动不足造成的。因此，在训练前做好准备活动十分必要。

（3）注意间隔放松。在训练中，每组练习之后为了更快地消除肌肉疲劳，防止由于局部负担过重而出现的运动伤，组与组之间的间隔放松非常重要。

（4）加强小腿与足部肌肉锻炼，增加踝关节稳定性。

（5）训练时，注意保护带的使用（如戴护踝、护膝或绷弹力绷带等）。

第三节　挫　　伤

挫伤是体表受到钝性暴力或重力打击，造成皮下软组织损伤。临床上早期伤处肿胀，局部压痛，稍后皮肤青紫，皮下瘀血，严重者可有肌肉组织损伤和深部血肿。挫伤时组织的连续性受到伤害，但并未完全中断。在运动中如足球、球靴、体操器械的撞击，以及运动员的相互撞击等，都易发生挫伤。最常见的挫伤部位是大腿与小腿前部。此外，头、脑、腹部及睾丸的挫伤也比较常见。

一、病因病机

挫伤是接触性运动中最常见的损伤。伤后引起疼痛与暂时性功能丧失，需要较长时间康复治疗，典型挫伤发生于下肢，最常见的是股四头肌与胫前肌。

动物实验表明，腓肠肌挫伤早期的组织变化为血肿形成与炎性反应。以后由致密结缔组织的疤痕取代血肿，疤痕中没有肌纤维再生，其修复形成与肌肉裂伤相似。损伤后的适度活动可以减少疤痕形成并较快地恢复肌张力。

二、症状及诊断

（一）症状

（1）疼痛：与暴力的性质和程度，受伤部位神经的分布及炎症反应的强弱有关。

（2）肿胀：因局部软组织内出血或（和）炎性反应渗出所致。

（3）功能障碍：引起肢体功能或活动的障碍。

（4）伤口或创面：据损伤的暴力性质和程度可以有不同深度的伤口或皮肤擦伤等。

（二）诊断

（1）外伤病史。

（2）局部症状：如疼痛、肿胀、活动不利等。

（3）检查体征：局部压痛，牵拉痛阳性。

（4）X 光片与骨折相鉴别。

三、治疗

（一）急性期

挫伤后，如果皮肤完整，无破损，可浸泡在冷水中或用冷毛巾做冷敷，有条件也可将冰块敲碎，装在一个布套中，做局部冷敷。但在冷敷时需要提醒患者注意的是，要经常观察局部皮肤有无变色、感觉麻木、发紫等，如果有这些现象，应立即取走冰袋，以防冻伤。睾丸挫伤应用三角带吊起并卧床休息，臂及手的挫伤可应用悬带挂起，下肢挫伤则需要静卧在床上，患肢必须抬高，并压迫包扎，以减少出血及肿胀。

伴有严重休克的若干挫伤，如睾丸、腹部挫伤，其处理步骤为：首先应采用适当的方法矫正休克，然后将患者安放在适当的位置休息，局部血肿时可冷敷并卧床。疼痛比较严重的挫伤可以用吗啡、可卡因或阿司匹林等药物止痛。

（二）亚急性期

挫伤急性期（一般在伤后 24～48 h）过后，可改用热敷、针灸、按摩。热敷可用热水袋敷，热水袋的温度一般是 60～70 ℃，小儿和老年人温度要低些，一般以 48～50 ℃为宜。在热敷的同时，也须注意观察皮肤的情况，以防烫伤。经过以上方法处理，再配合一些局部用药，如好得快气雾剂、正红花油等活血化瘀药物，一般 2～3 d 后，受伤部位的疼痛、肿胀会减轻或消失，1 周左右受伤部位的功能会逐渐恢复。

四、预防

为了减少或避免在运动中发生挫伤，在平时运动训练或比赛中要注意以下几点。

（1）在剧烈运动前，要做好充分的准备活动，尤其是结合练习的部位做热身活动。

（2）注意锻炼环境的温度、湿度和运动场地的情况，治愈后再参加锻炼时要注意循序渐进，以防再伤。

（3）比赛中要遵守比赛规则，动作不要粗野，尽量减少犯规。

（4）要科学、合理、正确地掌握运动技术要领，如打篮球时，接球时手的动作要领没掌握好，就易把手指挫伤。

（5）合理使用运动护具，如踢足球时护腿板的应用，可以防止小腿挫伤。

第四节　肌 肉 劳 损

肌肉劳损是一种慢性的反复积累的微细损伤，是肌肉、韧带等软组织因积累性、机械性等慢性损伤或急性扭伤后，未得到及时有效的治疗，而转为慢性病变所引起的一系列症状。常发生在肌肉活动过多或静态姿势下肌肉持久紧张的部位。

一、病因病机

祖国医学认为"久劳"或"劳伤久不复原"是形成劳损的主要原因。如《黄帝内经·素问·宣明五气篇》记载："久视伤血，久卧伤气，久坐伤肉，久立伤骨，久行伤筋，是谓五劳所伤也。"

现在医学认为，肌肉劳损是一种慢性的反复积累的微细损伤。常发生在肌肉活动过多或静态姿势下肌肉持久紧张的部位，长期、经常地重复某一特定的动作是造成超负荷使用的常见原因。常见部位为腰、颈、腿部的肌肉，最常见的为腰肌劳损。腰肌劳损的病人多因长期反复过度地腰部运动及过度负荷，如长时期坐位、久站或从弯腰位到直立位手持重物、抬物，均可使腰肌长期处于高张力状态，久而久之可导致慢性腰肌劳损。长时间紧张状态不仅导致腰部肌肉易于疲劳，使得腰部的支撑力和稳定性降低，容易产生急性腰痛发作。慢性腰肌劳损还与气候、环境条件也有一定的关系，气温过低或湿度太大都可促发或加重腰肌劳损。

二、症状及诊断

患者多有不同程度的外伤史或急性损伤后未彻底治疗的病史，肌肉无力、劳累、酸痛、局部压痛、活动范围受限、劳动能力下降等。主要表现为患处疼痛、压痛和功能障碍。

三、治疗

首先要注意休息，避免劳累。主要采用理疗、推拿、针灸、封闭并结合药物等综合疗法。其中以理疗、推拿的效果为佳。

（一）理疗

理疗具有消炎、镇痛、软化瘢痕、松解粘连、减少瘢痕形成的作用。常用超短波电疗法、超声疗法、红外线照射以及热敷等。

（二）推拿

推拿是指以缓解肌肉痉挛，改善局部气血循环的疗法。主要以揉法、拿法、滚法、弹拨法、点按穴位为主。以中等刺激量为宜，每次治疗时间以 25 min 为宜。

（三）针灸

针灸是指以局部取穴为主,并与循经取穴相结合,可起到消肿止痛、通经活络,使血脉通畅,肌肉、关节恢复正常功能的疗法。

（四）封闭

封闭是将最有效药物注射到劳损部位,以消除肌肉痉挛及所引起的疼痛,保护神经系统,恢复肌肉的正常功能,改善肌肉营养状况,促进血液循环,使局部代谢产物易于从血液循环中带走,减轻局部酸中毒,达到消炎目的的疗法。痛点封闭常用药物:① 1‰～2％的利多卡因;② 醋酸泼尼松龙、得宝松、曲安奈德或地塞米松等。

（五）药物

可用镇痛对症药物,如芬迪宁、双氯芬酸等,也可选用一些通经活络的药物,如回生第一丹、七厘胶囊等。

四、预防

对肌肉劳损的预防主要从以下几点做起。

（1）防止潮湿,寒冷受凉。不要随意睡在潮湿的地方。根据气候的变化,随时增添衣服,出汗及雨淋之后,要及时更换湿衣或擦干身体。

（2）急性肌肉扭伤应积极治疗,安心休息,防止转成慢性。

（3）体育运动或剧烈活动时,要做好准备活动。

（4）纠正不良的工作姿势,如弯腰过久,或伏案过低,等等。

（5）防止过劳,人就像一台机器一样,过度运转或超负荷使用,必然会导致某些部件或整个机器的损害。腰部作为人体运动的中心,过度劳累,必然造成损伤而出现腰痛,因此,在各项工作或劳动中注意有劳有逸。

（6）使用硬板软垫床。睡眠是人们生活的重要部分之一,床的合适与否直接影响人的健康,过软的床垫不能保持脊柱的正常生理曲度,所以最好在木板上加 1 张 10 cm 厚的软垫。

第五节　肩袖损伤

肩袖(见图 7-1)是由冈上肌、冈下肌、肩胛下肌、小圆肌的肌腱在肱骨头前、上、后方形成的袖套样肌样结构。肩袖损伤是指由冈上肌、冈下肌、小圆肌和肩胛下肌的肌腱共同组成的肩袖合并尖峰下滑囊损伤的炎症病变。

一、病因病机

主要是由于肱骨大结节反复超常范围急剧转动(特别是外展),或肱骨大结节与肩峰和

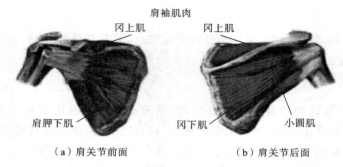

图 7-1　肩袖解剖结构示意图

喙肩韧带反复摩擦所致。如体操、投掷、排球、举重、游泳等运动技术,要求肩关节反复完成大幅度的转肩活动。在反复转肩过程中,肩袖肌腱与肩峰、喙肩韧带反复摩擦,或者肌肉的反复牵拉,使肌腱、滑囊发生细微损伤或劳损(见图 7-2)。

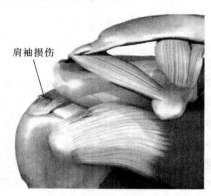

图 7-2　肩袖损伤

二、症状及诊断

(一)症状

1. 外伤史

急性损伤史,以及重复性或累积性损伤史,对本病的诊断有参考意义。

2. 疼痛与压痛

常见部位是肩前方痛,位于三角肌前方及外侧。急性期疼痛剧烈,呈持续性;慢性期呈自发性钝痛。在肩部活动后或增加负荷后症状加重。被动外旋肩关节也使疼痛加重。夜间症状加重是常见的临床表现之一。压痛多见于肱骨大结节处,或肩峰下间隙部位。

3. 功能障碍

肩袖大部分断裂者,主动肩上举及外展功能均受限,但被动活动范围无明显受限。外展与前举范围均小于 45°。

4. 肌肉萎缩

病史超过 3 周以上者,肩周肌肉有不同程度的萎缩,以三角肌、冈上肌及冈下肌较常见。

5. 关节继发性挛缩

病程超过 3 个月者,肩关节活动范围有不同程度的受限,以外展、外旋及上举受限较明显。

(二) 特殊体征

1. 肩坠落试验

被动抬高患臂上举 90°～120°范围,撤除支持,患臂不能自主支撑而发生臂坠落和疼痛即为阳性。

2. 撞击试验

向下压迫肩峰,同时被动上举患臂,如在肩峰下间隙出现疼痛或伴有上举不能时为阳性。

3. 疼痛弧征

患臂上举 60°～120°范围内出现肩前方或肩峰下区疼痛时即为阳性,对肩袖挫伤和部分撕裂有一定的诊断意义。

4. 盂肱关节内摩擦音

盂肱关节在主动运动或被动活动中出现摩擦声或轧砾音,常由肩袖断端的瘢痕组织引起。

三、治疗

治疗方法的选择取决于肩袖损伤的类型及损伤时间。肩袖挫伤、部分性断裂的急性期一般采用非手术疗法。

(一) 肩袖挫伤的治疗

肩袖挫伤的治疗包括休息、三角巾悬吊、制动(上臂置于外展 30°位置)2～3 周,同时局部施以理疗、针灸、按摩,以消除肿胀及止痛。对疼痛剧烈者可采用 1%利多卡因加皮质激素做肩峰下滑囊或盂肱关节腔内注射。疼痛缓解之后即开始做肩关节功能康复训练。

(二) 肩袖断裂急性期

仰卧位,上肢零位牵引,即在上肢处于外展及前上举各 155°位做皮肤牵引,持续时间 3 周。牵引的同时做床旁物理治疗,2 周后,每天牵引 2～3 次,做肩、肘部功能练习,防止关节僵硬。也可在卧床牵引 1 周后改用零位肩人字石膏或零位支具固定,以便于下地活动。零位牵引有助于肩袖肌腱在低张力下得到修复和愈合,在去除牵引之后也有利于利用肢体重力促进盂肱关节功能的康复。

(三) 手术治疗适应证

肩袖大部分撕裂,非手术治疗无效的肩袖撕裂,以及合并存在肩峰下撞击因素的病例。

四、预防

做好准备活动,纠正错误动作,合理安排肩部的运动量,注意发展肩部肌肉力量和柔韧性的练习。还可以经常做肩部按摩。

第六节　颈　椎　病

颈椎病又称颈椎综合征,是颈椎骨关节炎、增生性颈椎炎、颈神经根综合征、颈椎间盘脱出症的总称,是一种以退行性病理改变为基础的疾患,主要由于颈椎长期劳损、骨质增生,或椎间盘脱出,韧带增厚,致使颈椎脊髓、神经根或椎动脉受压,出现一系列功能障碍的临床综合征。表现为颈椎间盘退行性变及其继发的一系列病理改变,如椎关节失稳、松动,髓核突出或脱出,骨刺形成,韧带肥厚和继发的椎管狭窄等,刺激或压迫了邻近的神经根、脊髓、椎动脉及颈部交感神经等组织,并引起各种各样症状和体征的综合征。

一、病因病机

(一) 颈椎的退行性变

首先是椎间盘变性。颈椎间盘由髓核、纤维环和上下软骨板共同构成,若其中之一出现退行性变,引起形态和功能的改变,破坏了颈椎骨性结构和周围力学平衡,加剧了退行性变的进展。除了椎间盘退变是颈椎病发生的主要因素外,椎间盘边缘的退行性变,包括韧带的纤维化、钙化或骨化;椎体后缘的骨刺形成也是发病的重要因素。由于椎间盘的形态和功能变化,小关节牵引力加大,以及关节软骨的损伤性退行性变,形成骨关节炎,最终发生关节间隙变窄和小关节增生,从而刺激神经根发生临床症状。在颈椎的退行性变中还包括黄韧带、钩突关节、前后纵韧带、项韧带和颈部肌肉等的退行性变。

(二) 慢性劳损

在颈椎病的发生发展中,慢性劳损是罪魁祸首,长期的局部肌肉、韧带、关节囊的损伤,可以引起局部出血水肿,发生炎症改变,在病变的部位逐渐出现炎症机化,并形成骨质增生,影响局部的神经及血管。

(三) 头颈部外伤

外伤是颈椎病发生的直接因素。多与交通事故有关,如紧急刹车、疾驶中突然改变方向等均可造成颈椎及其周围软组织的损伤,促发颈椎病。垂直暴力使颈部发生压缩性骨折,受损椎间盘压力加大,加速颈椎退行性变,有时暴力可直接造成颈椎间盘突出。

(四) 不良的姿势

这又是颈椎损伤的另外一大原因。长时间低头工作,躺在床上看电视、看书、喜欢高枕、长时间操作电脑、剧烈地旋转颈部或头部、在行驶的车上睡觉等这些不良的姿势均会使颈部肌肉长期处于疲劳状态,容易发生损伤。

二、症状及诊断

为叙述方便起见,将颈椎病分为颈型、神经根型、脊髓型、椎动脉型、交感型和混合型。然而在临床上常见到各型症状和体征彼此掺杂的混合型。

（一）颈型颈椎病

该型以青壮年居多,多有长期低头工作史。主诉为颈后部酸、痛、胀等不适,部分病人颈部活动受限,少数人有手指麻木,X 光片上常见生理弯曲度消失,可有轻度退行性变。

（二）神经根型颈椎病

这是发生在颈椎后外方的突出物刺激或压迫颈脊神经根所致,发病率最高。

颈枕部及颈肩部有阵发性或持续性隐痛或剧痛。沿受累颈脊神经的行走方向有烧灼样、针刺样或有触电样疼痛,当颈部活动或腹压增加时,症状加重。同时上肢感到发沉及无力等现象。颈部有不同程度的僵硬或痛性斜颈畸形、肌肉紧张、活动受限。受累颈脊神经在其相应横突下方出口处及棘突旁有压痛。臂丛神经牵拉试验阳性,椎间孔挤压试验阳性。此外,受累神经支配区皮肤有感觉障碍,肌肉萎缩及肌腱反射改变。

（三）脊髓型颈椎病

患者单侧或双侧下肢乏力、麻木、颤抖,步态不稳,行走困难。行走时双足有踏在棉花上的感觉;第 2 肋或第 4 肋以下感觉障碍,胸部和腰部有束带感,晚期可出现括约肌松弛,大小便失禁,重者完全瘫痪。

体格检查可发现四肢肌张力增高,肌力减弱,腱反射亢进,浅反射消失,病理反射（如 Hoffmann 征、Babinski 征）阳性,踝阵挛及髌阵挛阳性。可有感觉障碍及深感觉消失。

（四）椎动脉型颈椎病

这是突出物压迫了椎动脉所致。患者表现为头晕、头痛、恶心、呕吐、位置性眩晕或猝倒;耳聋、耳鸣、视觉障碍;脑干症状包括轻者肢体麻木、感觉异常、持物落地,重者可以出现对侧肢体轻瘫等。症状的出现与颈椎活动有密切关系,可于转头时而发,恢复颈部位置后,症状随之消失。

体格检查时大多数患者有颈部阳性体征。颈椎后伸、侧屈至一定程度,头晕加重甚至猝倒,压头试验为阳性。

（五）交感型颈椎病

该型是颈脊神经根、脊膜、小关节囊上的交感神经纤维受到刺激所致。交感神经兴奋症状有头痛、恶心、呕吐;视物模糊,眼目干涩,眼窝胀痛,视力下降;心悸、心律不齐、血压升高;肢体发凉怕冷,一侧肢体或局部多汗;耳鸣、失声、失听、发音不清等;交感神经抑制症状主要是头晕眼花、眼睑下垂、流泪、鼻塞,心动过缓、血压偏低,胃肠蠕动增加或嗳气等。

(六) 混合型颈椎病

在临床上,以上各型很少单独出现,最为常见的是同时存在两型或两型以上的症状,即为混合型颈椎病。

三、治疗

绝大多数颈椎病都可以采用非手术治疗,包括:推拿治疗、针灸治疗、物理治疗、封闭疗法、牵引治疗、药物治疗、运动疗法等。

(一) 推拿治疗

首先用轻柔的滚法、一指禅推法在患侧颈项及肩部治疗,配合轻缓的头部前屈、后伸及左右旋转活动。再用拿法提拿颈项及肩部或弹拨紧张的肌肉,使之逐渐放松。然后,让患者放松颈项部肌肉,用摇法治疗,使颈项做轻缓的旋转,摇动数次后,在颈部微向前屈位时,迅速向患侧加大旋转幅度做扳法,手法要稳而快速,旋转幅度要在病员能忍受的范围内。最后,按风池、风府、肩井、天宗等穴位,再拿捏颈椎棘突两侧肌肉,在患部以侧擦法而结束治疗。

(二) 针灸治疗

在临床上可根据局部取穴、循经取穴、对症取穴、辨证取穴的方法,选一组或几组穴位交替使用。每日 1 次,10 次为一疗程。

(三) 物理治疗

在颈椎病的治疗中,理疗可起到多种作用。一般认为,急性期可行离子导入、超声波、紫外线或间动电疗等;疼痛减轻后用超声波、离子导入、感应电或其他热疗。

(四) 封闭疗法

根据颈椎病不同类型,可选择硬膜外腔封闭、颈神经根封闭、星状神经节封闭、痛点封闭等。一般用 0.5%～1% 的利多卡因加醋酸泼尼松龙混合后注射,对解除肌肉的痉挛、减轻神经根水肿,促进炎症消退和缓解疼痛具有较好的作用。

(五) 牵引治疗

牵引治疗通常采用枕颌布带牵引,坐位或卧位均可。每天 1 次或 2 次,开始用小重量(3 kg),短时间(0.5 h)牵引,逐渐增加重量和延长牵引时间,通常按体重的 1/12～1/8 计算,若牵引过重,超过 20 kg,可能造成肌肉、韧带、关节囊等软组织损伤。

(六) 药物治疗

根据颈椎病的不同类型,可选用根痛平片 1.5 g,3 次/天;颈复康 10 g,2 次/天;芬迪宁 100 mg,1 次/天;维生素 B_1 注射液 100 mg,肌内注射,1 次/天;维生素 B_{12} 注射液 250～500 μg,肌内注射,1 次/天。

(七) 运动疗法

各型颈椎病症状基本缓解或呈慢性状态时,可开始医疗体操以促进症状的进一步消除及巩固疗效。症状急性发作期宜局部休息,不宜增加运动刺激。有较明显的进行性脊髓受压症状时禁忌运动,特别是颈椎后仰运动应禁忌。椎动脉型颈椎病,颈部旋转运动宜轻柔缓慢,幅度要适当控制。

有严重的神经根或脊髓压迫者,必要时可手术治疗。

四、预防

为了预防颈椎病,最好在平时工作、生活中做到以下几点。

（1）加强颈肩部肌肉的锻炼,在工作期间或工作之余,做头及双上肢的前屈、后伸及旋转运动,既可缓解疲劳,又能使肌肉发达,韧度增强,从而有利于颈段脊柱的稳定性,增强颈肩顺应颈部突然变化的能力。

（2）避免高枕睡眠的不良习惯,高枕使头部前屈,增大下位颈椎的应力,有加速颈椎退行性变的可能。

（3）注意颈肩部保暖,避免头颈负重物,避免过度疲劳,坐车时不要打瞌睡。

（4）及早治疗颈、肩、背软组织劳损,防止其发展为颈椎病。

（5）劳动、走路或开车时要防止闪、挫伤。

（6）长期伏案工作者,应定时改变头部体位,按时做颈肩部肌肉的锻炼。

（7）注意端正头、颈、肩、背的姿势,不要偏头耸肩、谈话,看书时要正面注视,要保持脊柱的正直。

第七节　腱　鞘　炎

腱鞘包于某些长肌腱表面,多位于通过活动范围较大的关节处的肌腱上。腱鞘由外层的腱纤维鞘和内层的腱滑膜鞘共同组成。其内层覆盖于肌腱的表面,外层附着于肌腱周围的韧带和骨面上,两层之间有滑液。由此形成的"骨-纤维隧道"可以减少肌腱活动时的摩擦和防止肌腱被拉紧时向侧方的滑移。腱鞘炎就是由于某种外因刺激（外伤、过度劳累等）肌腱在鞘内长期反复地摩擦,引起的一种创伤性炎症。

一、病因病机

在体育运动中,腱鞘的慢性损伤非常多见,是由于局部使用过度所致。肌肉长时间反复收缩,使肌腱与腱鞘发生过度摩擦,而引起腱鞘出现水肿、增生等损伤性炎症病变。其发病部位与运动项目密切相关。其中以桡骨茎突部腱鞘炎（见图 7-3）、肱二头肌腱腱鞘炎（见图7-4）为常见。

肱二头肌长头肌腱与腱鞘的创伤性炎症,在体操、投掷、举重、排球和乒乓球等运动中较为多见。主要是因肩关节超常范围的转肩活动或上臂上举时突然过度背伸,使该肌腱在肱骨结节间沟中不断地纵行抽动或横行滑动,引起过度的牵扯或反复摩擦,导致腱鞘水肿、增生等创伤性炎症反应。

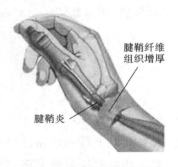

图7-3 桡骨茎突部腱鞘炎

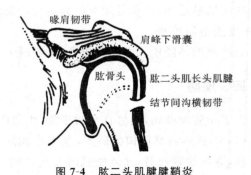

图7-4 肱二头肌腱腱鞘炎

二、症状及诊断

（1）受伤史：都有局部过劳史，症状是逐渐加重。

（2）疼痛：首先表现为局部疼痛，随着症状的加重，疼痛可向周围扩散。相关肌肉活动时牵拉病变部位使疼痛加剧。

（3）压痛：局部压痛明显。病变严重、病程较长者可在局部触及小结节。

（4）功能障碍：可因疼痛出现明显的活动障碍。病变严重者，因腱鞘水肿和增生，在相关肌肉活动时发生"弹响"或绞锁现象。

三、治疗

急性期应局部休息，并实施固定制动处理。同时中药外敷、针灸、理疗、按摩均有一定疗效。用醋酸氢化可的松、曲安奈德或醋酸泼尼松龙注入腱鞘内进行局部封闭，有较好效果。对病程较长、反复发作、上述疗法无效者，可切开狭窄部分腱鞘，并行部分切除，使腱鞘不再挤压肌腱，能达到根治的目的。也可以行中医小针刀闭合性松解，切开狭窄部分腱鞘，效果也很好。

四、预防

预防该病的关键是防止局部过度活动和注意保暖。不宜戴过紧的护踝和护腕。当出现症状后，应立即停止相关肌肉的活动，并给予积极治疗。

第八节 肩 周 炎

肩周炎的全称是肩关节周围炎，是肩关节周围肌肉、肌腱、滑囊和关节囊等软组织的慢性无菌性炎症。炎症导致关节内外粘连，从而影响肩关节的活动。本病好发于50岁左右的人，故又称五十肩。因患病以后，肩关节不能运动，仿佛被冻结或凝固，故称冻结肩。

一、病因病机

该病的致病原因至今还不十分清楚,一般认为与下列因素有关。

(1)肩关节关节囊和周围软组织退变或长期劳损发生一种范围较广的慢性无菌性炎症反应,引起软组织广泛性粘连,限制了肩关节活动,引起肩关节疼痛、活动障碍等表现,如肩峰下滑囊炎、冈上肌肌腱炎、肱二头肌肌腱炎等。

(2)上肢骨折、脱位等外伤后,上肢固定于身旁过久,导致肩周组织粘连限制了肩关节活动而继发了肩周炎。

(3)由于感受风寒湿邪等因素或内分泌失调等导致肩部疼痛,活动受限。

总之,无论何种因素导致了肩关节周围组织、肩关节滑膜、关节软骨间的广泛的粘连,甚至组织挛缩,影响了肩关节活动,使肩关节活动受限是该病的根本原因。中医则认为年老体弱,气血虚损,筋失濡养,或风寒湿邪侵袭肩部,筋脉拘急所致。所以气血虚损,血不溶筋是其内因,风寒湿邪侵袭是外因。

二、症状及诊断

(一)肩痛

起初时肩部呈阵发性疼痛,多数为慢性发作,以后疼痛逐渐加剧或钝痛,或刀割样痛,且呈持续性,气候变化或劳累后,常使疼痛加重,疼痛可向颈项及上肢(特别是肘部)扩散,当肩部偶然受到碰撞或牵拉时,常可引起撕裂样剧痛,肩痛昼轻夜重为本病一大特点,多数患者常诉说后半夜痛醒,不能成寐,尤其不能向患侧侧卧,此种情况因血虚而致者更为明显;若因受寒而致痛者,则对气候变化特别敏感。

(二)肩关节活动受限

肩关节向各方向活动均可受限,以外展、上举、内外旋更为明显,随着病情的进展,由于长期废用引起关节囊及肩周软组织的粘连,肌力逐渐下降,加上喙肱韧带固定于缩短的内旋位等因素,使肩关节各方向的主动和被动活动均受限,当肩关节外展时出现典型的"扛肩"现象,特别是梳头、穿衣、洗脸、叉腰等动作均难以完成,严重时肘关节功能也可受到影响,屈肘时手不能摸到同侧肩部,尤其在手臂后伸时不能完成屈肘动作。

(三)怕冷

患肩怕冷,不少患者终年用棉垫包肩,即使在暑天,肩部也不敢吹风。

(四)压痛

多数患者在肩关节周围可触到明显的压痛点,压痛点多在肱二头肌长头肌腱沟、肩峰下滑囊、喙突、冈上肌附着点等处。

(五)肌肉痉挛与萎缩

三角肌、冈上肌等肩周围肌肉早期可出现痉挛,晚期可发生废用性肌萎缩,出现肩峰突起、上举不便、后弯不利等典型症状,此时疼痛症状反而减轻。

(六) X 光片及实验室检查

常规摄片,大多正常,后期部分患者可见骨质疏松,但无骨质破坏,可在肩峰下见到钙化阴影。实验室检查大多正常。

三、治疗

肩周炎是自限性疾病,大多数患者能自愈,预后良好。所以本病治疗以保守治疗为主,积极进行保守治疗可以缩短病程,加速痊愈,使肩关节功能恢复全面。

(一) 手法治疗

本病在急性发作期不宜进行过重的推拿手法治疗。对初期疼痛较轻者,可用较轻柔的手法在局部治疗,如滚、点、按、一指禅推法等。能够舒筋活血,通络止痛,改善局部血液循环,加速渗出物的吸收,促进病变肌腱及韧带的修复。对晚期患者可用较重的手法如扳法、拔伸法、摇法等,并配合肩关节各功能位的被动活动,以松解粘连,滑利关节,促使功能恢复。

(二) 药物治疗

可口服芬必得、双氯芬酸钾等消炎止痛类药物,也可口服回生第一丹、七厘散等活血化瘀类药物治疗,当然也可服用补气血、益肝肾、温经络、祛风湿的中药汤剂。还可以配合伤湿止痛膏,麝香追风膏、骨友灵搽剂等外用药物治疗。

(三) 水针疗法

对疼痛严重且有固定压痛点者用局部注射泼尼松龙、曲安奈德、得宝松等类固醇类药物治疗,有抑制炎症性反应、减少粘连的作用。一般用泼尼松龙 25～50 mg 或得宝松 2 mL 配合 1% 利多卡因 5～10 mL,痛点封闭,每周 1 次,4 次为一疗程。

(四) 针灸治疗

取穴有肩髎、肩外俞、肩中俞、肩髃、肩贞、巨骨、曲池、合谷等,并可以痛点为俞。用泻法,结合艾灸,每天一次。

(五) 其他疗法

也可以采用局部痛区超短波疗法、磁疗、药物离子导入、热敷、频谱照射等物理疗法。

四、预防

(一) 注意防寒保暖

由于自然界的气候变化,寒冷湿气不断侵袭机体,可使肌肉组织和小血管收缩,肌肉较长时间的收缩,可产生较多的代谢产物,如乳酸及致痛物质聚集,使肌肉组织受刺激而发生痉挛,久则引起肌细胞的纤维样变性,肌肉收缩功能障碍而引发各种症状。因此,在日常生活中注意防寒保暖,特别是避免肩部受凉,对预防肩周炎十分重要。

（二）加强功能锻炼

对患有肩周炎的人来说,特别要注重关节的运动,可经常打太极拳、练太极剑、打门球,或在家里进行双臂悬吊,使用拉力器、哑铃,以及双手摆动等运动,但要注意运动量,以免造成肩关节及其周围软组织的损伤。

（三）纠正不良姿势

经常伏案、双肩经常处于外展工作的人,应注意调整姿势,避免长期不良的姿势造成慢性劳损和积累性损伤。

第九节　网　球　肘

肱骨外上髁炎又称网球肘,属于典型的末端病,是一种常见的肘部运动损伤。中医名为"臂痹",疾病的本质是肱骨外上髁部伸肌总腱的慢性损伤性肌筋膜炎。多见于网球、羽毛球、乒乓球、击剑等运动员（网球最多,41％的网球运动员受网球肘的困扰）。

一、病因病机

肱骨远端外侧的外上髁处是伸指、伸腕肌肉的附着点。手部用力及腕关节活动过度会损伤肌肉附着点,造成伸肌总腱的肌筋膜炎。该处有一根细小的血管神经束,从肌肉、肌腱深处发生,穿过肌膜或腱膜,最后穿过深筋膜,进入皮下组织。肌肉附着处的肌筋膜炎将造成该神经血管束的狭窄,是引起疼痛的主要因素。

肱骨外上髁肌肉附着点受到暴力较大时可造成肌腱及筋膜撕裂,这也是引起疼痛的原因。损伤后可形成纤维增生和粘连。纤维粘连进而可刺激肘关节外侧的侧副韧带和环状韧带。损伤可反射性地造成肱桡关节滑膜炎。

二、症状及诊断

（一）临床表现

肱骨外上髁炎多数发病缓慢,主要症状如下。

（1）肘关节外侧疼痛:旋前时疼痛加重。初期是乏力,后发展为持续性,呈刺痛、酸痛或疲劳痛。疼痛可向肘关节上、下方放射。严重时握力下降,拧毛巾时疼痛尤甚,是该病的特点之一。甚至出现夜痛,影响休息和睡眠。

（2）有压痛点:肱骨外上髁或腱止点、桡骨小头、肱桡关节间隙处,肱骨外上髁前下联合腱处有明显压痛点。

（3）局部无红肿，关节功能不受限。

（二）诊断

1. Mill 试验（网球肘试验）

屈肘，握拳、屈腕，在前臂旋前同时伸肘。肘外侧出现疼痛为阳性。（注意：旋前时手背转向前方）

2. 抗阻伸腕试验（Cozen 试验）

伸腕时给予阻力，肱骨外上髁出现疼痛，即阳性。

3. 前臂旋后抗阻试验

前臂旋后时给予阻力，肱骨外上髁出现疼痛，即阳性。

4. 影像学检查

多数患者 X 光片无异常，5%～20% 患者可见肱骨外上髁钙化。MRI 对反复发作、肌腱退变、肌腱撕裂患者的诊断有一定的价值。

三、治疗

（一）保守治疗

限制腕关节的活动，特别是限制用力握拳伸腕是治疗和预防复发的基本原则。早期症状较轻的时候，可以在肘部戴上弹力绑带，减轻局部张力进而缓解疼痛。适当休息 1～2 周，对急性期（严重红、肿、痛）患者特别重要，然而改变训练模式则更为重要。找出受伤的原因，然后做出相应的改变，便可以减缓病情。研究显示，患网球肘的网球运动员，只需减轻训练强度及科学运动，便可减少 90% 的病症。超短波、磁疗、微波疗法、蜡疗、神灯治疗仪等对肘部进行活血化瘀的理疗。推拿早期介入有良好的效果，可采用揉捏、按法、弹拨法、提法、拿法等手法。严重者，可在压痛点最明显处进行封闭治疗，肾上腺素皮质激素 1 周 1 次，可消除水肿、炎症，抑制纤维组织增生及粘连。

（二）手术治疗

对保守治疗无效，症状严重影响训练及生活者，可采用手术治疗。病变部位不同，手法方法也不同，可采用伸肌总腱的横断或剥离、延长，环状韧带部分切除，嵌入滑膜切除，切除伸肌总腱的神经分支等方法。

四、预防

合理安排运动量，避免局部运动负荷过大，训练后肘外侧酸胀不适者，应积极消除，防止产生累积；症状明显者要局部制动，积极治疗；掌握正确的技术动作，加强前臂屈、伸肌群的锻炼，做好准备活动；进行训练或比赛的时候，可选择前臂支持带或护肘进行保护。

第十节　腰椎间盘突出

腰椎间盘突出症指由腰椎退行性变或外力作用引起腰椎间盘内、外压力平衡失调所致腰椎纤维环破裂、髓核突出，从而压迫了腰椎内神经根、血管、脊髓或马尾神经所致的腰痛、一侧或双侧坐骨神经反射痛等一系列临床症状。

腰椎间盘突出症为常见运动创伤，好发于举重、跨栏、投掷及体操项目的年轻运动员，男运动员发病率远高于女运动员。

一、病因病机

（一）腰椎间盘退行性变

正常情况下，椎间盘时常受体重及外力的压迫，人们的腰部还要经常进行屈、伸等活动，由于活动不当经常会造成椎间盘较大的挤压和磨损，尤其是下腰部的椎间盘受力较重，从而很容易使腰椎间盘产生一系列的退行性变。

（二）外力作用

在运动训练中，腰部长期用力不当、用力过度、姿势或体位不正确等情况都属于外力作用。例如举重运动员举杠铃时突然发力，对腰椎间盘产生的压迫暴力，体操运动员腾空落地动作，对椎间盘的冲撞造成的轻微损伤。外力长年累月地作用于椎间盘，从而使椎间盘的蜕变速度加快。

二、症状及诊断

（一）受伤史

多为 20～60 岁发病，男性多于女性，大多数患者有明显的腰部受伤史。

（二）临床症状

1. 突出前期
腰部不适或疼痛。

2. 椎间盘突出
髓核从薄弱处突出向内压迫脊髓，大小便障碍；向后外侧压迫坐骨神经，出现下肢后部放射痛，脊柱活动受限制，跛行，腰肌痉挛，腰部生理弯曲消失等症状。

3. 突出晚期
椎间盘突出的纤维环或钙化，发生退变；黄韧带增生；小关节增生；椎管狭窄。
椎间盘突出病理变化过程如图 7-5 所示。

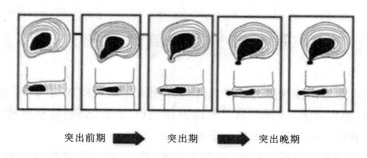

突出前期 ➡ 突出期 ➡ 突出晚期

图 7-5　椎间盘突出病理变化过程

（三）诊断

1. 直腿抬高试验

仰卧，伸膝，被动抬高患侧下肢，正常人抬高 60°以上才有不适，腰椎间盘突出患者抬高 20°～40°就有不适感。

2. 直腿抬高加强试验

方法同上试验，到最高角度，再将踝关节被动背屈。

三、治疗

（一）非手术治疗

只要不压迫脊髓，一般都是采用非手术治疗。

1. 卧床休息

绝对卧床是最基本的保守方法，可降低椎间盘内压，缓解神经根水肿及出血，有利于椎间盘突出的修复，一般卧床 3～6 周，症状缓解后可逐步站立、坐起和下床活动。

2. 牵引

牵引是治疗腰椎间盘突出最经济有效的方法。目前，多采用骨盆带间歇牵引，可以增加椎间隙宽度，减少椎间盘内压，椎间盘突出部分回纳，减轻对神经根的刺激和压迫，需要在专业医生指导下进行。如果牵引过程中出现心慌、恶心、面色苍白等症状，应马上停止。高血压患者要谨慎使用。

3. 理疗

短波、超短波、微波疗法、红外线疗法、药物离子透入疗法等均可采用。

4. 推拿

腰背部和大腿周围采用揉法、捏法、滚法等手法放松腰背部肌肉；用扳法、坐位旋转推棘法有利于突出部分回纳。中央型患者谨慎用推拿手法治疗。

5. 药物治疗

腰部周围外敷活血化瘀药物有利于缓解症状，如红花油、云南白药、专门针对腰椎间盘突出的理疗贴等。

6. 康复治疗

康复治疗动作主要采用腰背伸肌的锻炼方法,有专门的腰椎间盘突出的康复体操。

(二) 手术治疗

多数患者保守治疗可以取得较好的效果,要进行手术治疗的患者较少。手术治疗的适应证为:

(1) 症状严重,影响生活和工作,非手术治疗无效者;或不能进行牵引、推拿等非手术治疗者。

(2) 有广泛的肌力下降,感觉机能减退及马尾神经损伤者。

(3) 中央型腰椎间盘突出者。

(4) 严重跛行,同时有腰椎管狭窄者。

(5) 合并腰椎峡部不连及椎体滑脱者。

四、预防

养成良好的生活习惯,避免受寒冷和潮湿,避免劳累。平时要有良好的站姿和坐姿,多做伸腰、挺胸活动。床铺最好为硬板床,褥子厚薄、软硬适度。加强腰背肌训练,增加脊柱的内在稳定性,避免腰部损伤。培养正确的弯腰取物的方法,最好采用屈髋、屈膝下蹲方式,减少对腰椎间盘后方的压力。

第十一节　腕管综合征

腕管综合征又称腕管狭窄症、正中神经挤压症,是由于腕管内压力增高使正中神经遭受卡压,从而引起的以该神经支配区手指麻木乏力的感觉、运动和自主神经功能紊乱的综合征。在举重、体操、射击运动员中发病率较高,影响运动训练及比赛。

一、病因病机

腕管是腕掌部的一个骨性纤维管。拇长屈肌和4根屈指浅肌腱、4根屈指深肌腱及正中神经通过此管进入手部。腕管在手腕掌桡侧,由腕骨和腕横韧带构成(图7-6)。腕横韧带坚韧,近侧缘增厚,是压迫正中神经的主要因素。正中神经在腕管中位置表浅,容易受腕横韧带的压迫,造成损伤。

引起腕管综合征的原因有很多,大致可分为以下三类。

(一) 局部因素

(1) 引起腕管容积减小的因素:如 Colles 骨折、Smith 骨折、舟骨骨折及月骨脱位后畸形愈合,以及肢端肥大症等。

(2) 引起腕管内容物增加的因素:如脂肪瘤、纤维瘤、腱鞘囊肿、腕管内肌肉位置异常

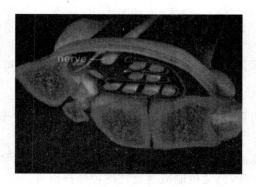

图 7-6　腕管的结构

（指浅屈肌肌腹过低、蚓状肌肌腹过高）、非特异性滑膜炎、血肿。

（二）全身性因素

（1）引起神经变性的因素：如糖尿病、酒精中毒、感染、痛风等。

（2）改变体液平衡的因素：如妊娠、口服避孕药、长期血液透析、甲状腺功能低下。

（三）姿势因素

用腕过度者，如运动员（主要是射击、举重项目）长期腕部过度负重活动，引起腕部骨关节损伤。

有一部分患腕管综合征的患者病因不明。

二、症状及诊断

（一）临床表现

腕管综合征好发于 40～60 岁中年女性。典型临床表现为拇、食、中及环指桡侧半麻木疼痛，常可伴患指烧灼痛、肿胀及紧张感。疾病早期症状可呈间歇性，后呈进行性加重，尤其以夜间或清晨为甚，故有部分患者有"麻醒"或"痛醒史"。体格检查较为常见的为桡侧三指半感觉减退，一般无手掌部感觉异常；重者或病程晚期可有运动障碍；大鱼际肌萎缩可导致手指抓、握力减弱。

（二）诊断

特殊检查有助于腕管综合征的诊断。

1. 屈腕试验

患者双肘放在桌上，前臂与桌面垂直，双腕掌屈，致正中神经受压于腕横韧带近侧缘，1 min 后出现窜电样刺痛为阳性。

2. 叩击试验

叩击掌长肌桡侧之正中神经出现窜电样刺痛为阳性。

3. 脉带试验

于上臂缠以血压计气囊带，充气 1 min 后，患侧手即出现充血、疼痛加剧为阳性。

4. 出汗试验

患侧手各指同按于茚三酮试纸上,正中神经分布的手指按压处较正常指色泽淡为阳性(汗液遇茚三酮呈紫蓝色,汗多则色泽深)。

三、治疗

(一) 手法治疗

手法运用一般先在外关、阳溪、鱼际、合谷、劳宫及痛点等穴位施以点压、按摩。然后将患手在轻度拔伸下,缓缓旋转、屈伸腕关节数次。最后,术者以左手握住腕上部,右手拇指、食指两指捏住患手第 1～4 指,依次行拔伸弹刮,每日 1 次。本病不宜过多或过重施用手法,以免增加腕管内压。

(二) 局部制动

初期疼痛较重时,可用石膏托、夹板或铝板固定腕部于功能位观察 1～2 周,以缓解症状。

(三) 药物治疗

内服药:治疗瘀滞证宜活血通络,可选用舒筋活血汤加减;治疗虚寒证宜调养气血、温经通络,方用当归四逆汤加减。外用药:可贴宝珍膏或万应膏。

(四) 封闭疗法

以醋酸氢化可的松 0.5～1 mL 加 0.5％利多卡因 2 mL 进行腕管内注射,5～7 日 1 次,共 3～5 次。注意勿将药物直接注射在正中神经内。

(五) 手术治疗

手术治疗适用于以上疗法无效或多次发作的病例,可用小针刀切开腕横韧带;或在腕部掌侧作 S 形手术切口,切开腕横韧带,探查正中神经,不缝合韧带,效果良好。

四、预防

平时注意避免手腕部长时间反复运动,需要从事这样动作的话,可以佩戴护腕。出现损伤先兆后,应该马上对腕部进行包扎制动,减少局部活动量,直到局部神经麻痹症状消失。反复上举上肢维持 10 s 的动作,可以缓解症状。

第十二节　韧　带　损　伤

韧带组织属于致密结缔组织,细胞呈梭形沿韧带的受力方向排列在胶原纤维束之间。韧带的功能为加强关节,维护关节在运动中的稳定,并限制其超越生理范围的活动。最容易损伤的韧带:膝部(前后交叉韧带、十字韧带、半月板、内外侧副韧带)、踝部(外侧副韧带)、指间韧带。较少见肩、腕、髋关节韧带发生损伤。

一、病因病机

关节韧带损伤最常见的是韧带扭伤,其次是拉伤,往往发生于最薄弱处,损伤程度受暴力的强度和作用时间的影响。

外力所致的关节异常活动超越韧带承受能力时,首先反射性地引起韧带紧张,如外力继续作用,超出其张力范围,即会发生损伤。韧带部分损伤而未造成关节脱位趋势者称为挫伤。更严重的是韧带本身部分断裂(韧带扭伤)或完全断裂,也可将其附着部位的骨质撕脱,叫韧带撕脱性骨折。

二、症状及诊断

(一)临床表现

1. 轻度损伤(Ⅰ度)

少量韧带纤维撕裂,局部有触痛但无关节不稳定。此类损伤仅仅是韧带内某些纤维的损伤,外观完整,局部少量出血,血肿很少,无明显功能丧失,检查时韧带结构功能没有减弱。

2. 中度损伤(Ⅱ度)

韧带部分纤维撕裂,并存在一定的功能丧失,可导致关节功能的不稳定。撕裂程度可以从一小部分韧带撕裂到大部分韧带撕裂,所以功能的丧失亦随撕裂程度有所不同。损伤部位可有疼痛、肿胀,可以找到压痛点,重复受伤动作,被动牵拉引起疼痛加重;若患者主动肌肉收缩对抗牵拉,疼痛或可减轻,以此区别于肌腱损伤。

3. 重度损伤(Ⅲ度)

韧带完全断裂,可见关节的不稳定,甚至功能完全丧失,这种损伤包括韧带本身的撕裂,也包括韧带附着处的撕脱性骨折。

(二)诊断

1. X光片检查

注意发现因韧带牵拉引起的撕脱骨折,并注意有无胫骨平台骨折。应力 X 光片检查对韧带损伤和不稳定的诊断有价值。如膝关节 0°位内翻或外翻应力下摄片,观察相应内或外侧间隙改变。

2. 核磁共振

注意各层面显示的组织结构完整性,特别是异常信号。

3. 关节镜检查

有助于观察交叉韧带、半月板损伤、侧副韧带深面及关节囊韧带损伤,软骨骨折。

4. 特殊手法检查

如膝关节韧带损伤可以进行艾氏试验、膝关节抽屉试验、轴移试验;踝关节韧带损伤可以进行踝关节抽屉试验等。

三、治疗

（一）轻度损伤（Ⅰ度）

因韧带功能没有减弱，不需要严格制动。治疗时，以对症治疗为主，予以止痛，并加快消肿，不需要特殊保护措施，要避免再伤。

（二）中度损伤（Ⅱ度）

关键是制动，使断端对合，韧带处于松弛位，维持到愈合，需要 6～10 周，严重的要 4 个月。特别注意瘀血肿胀在 2～3 周内消退，关节稳定并在正常活动度中活动可无疼痛，此时韧带愈合还在早期，不要被蒙蔽，以免留下后遗症。

（三）重度损伤（Ⅲ度）

强调早期将断端缝合，采取保守愈合，最好 2 周内手术，术后进行功能锻炼。

四、预防

（1）准备活动要充分。
（2）合理安排运动量，避免局部运动负荷过大。
（3）加强关节周围肌群的力量练习。
（4）对易伤部位可采用粘膏支持带或护具固定，避免关节韧带受伤。
（5）注意锻炼场地和运动的器械安全检查，治愈后再参加锻炼时要注意循序渐进，以防再伤。

第十三节　软　骨　损　伤

关节软骨损伤是运动创伤中的常见类型，一旦发生损伤，则会留下永久性病变，无法完全修复，严重影响运动员的正常训练和运动寿命。该病的预防和治疗是运动医学领域重点研究的内容。

一、病因病机

正常关节软骨组织由软骨细胞和软骨基质组成。基质中的胶原纤维自软骨下骨板向斜上方延伸达软骨表面。各不同方向的胶原纤维组成无数个"网状拱形结构"，并于表面形成一线纤维膜，类似"薄壳结构"，胶原纤维的这种排列形式对软骨承受压力有很重要的意义。

关节软骨损伤后胶原纤维破坏，则损伤部软骨正常弹性降低，且胶原纤维形成的"网状拱形结构"及表面"薄壳结构"破坏。所受压力不再能传递分散，则局部受到超常压力进而损伤软骨下骨质。软骨进一步损伤，细胞坏死。软骨正常弹性的改变也影响了软骨的营养作用,加重了软骨的退行性变,这都引起软骨一系列的病理变化。

二、症状及诊断

(一) 临床表现

运动员的关节软骨损伤可因一次暴力急性损伤和逐渐劳损引起。运动员的关节软骨损伤可发生于各个关节。最易患病的关节是膝关节(尤其是髌骨关节)、踝关节以及肘关节。急性软骨损伤或骨软骨损伤一般表现为软骨脱落和影响关节周围组织的机械性损伤体征。如膝关节软骨急性损伤,会合并膝内翻或膝外翻排列异常、髌骨关节排列异常、膝关节韧带不稳和半月板病变等症状。慢性软骨损伤的症状包括局部疼痛、肿胀和一些机械性症状(活动障碍、捻发音)。

(二) 诊断

1. 体格检查

检查患病关节主要包括关节活动度,有无肿胀,关节内有无积液,关节的力线是否正常(如膝关节有无 X 形腿、O 形腿等)。

2. 影像学检查

借助于 MRI 检查甚至是微创的关节镜检查(图 7-7)。X 光片对诊断软骨损伤帮助不大(软骨在 X 光片中不显影),但仍可用来排除其他病变的可能。

正常软骨MRI　　　软骨损伤MRI

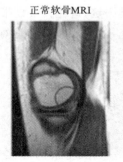

图 7-7　关节软骨的 MRI 检查

三、治疗

(一) 关节镜下清理术

临床上最常用也是最基本的手术,通过清理软骨碎屑,冲洗出各种致炎因子,减轻患者疼痛。

(二) 软骨成形术

在关节镜下清理术的基础上,结合刨削刀或汽化仪等修整残余软骨,往往可以缓解症状。术后近期效果满意,可阻止软骨损伤的进一步发展,但并不能恢复受损的关节面。

(三) 镜下微骨折术

在软骨缺损区用特制的关节镜手锥,在裸露的骨面上制造微型骨折,创建一个粗糙面,使超级血凝块更易黏附,新形成的血凝块含有多分化潜能的干细胞,并被刺激分化生长为纤维软骨样修复组织。疗效受患者的年龄、软骨缺损面积等的限制,小于 30 岁的患者和缺损面积小于 2 cm^2 的患者术后具有较好的疗效。

四、预防

(1) 加强对关节软骨损伤知识的了解,不但要从意识上加强防护,还要从实际训练中实施。

(2) 准备活动要充分,合理安排运动量,避免局部运动负荷过大。

(3) 加强容易损伤关节的力量和柔韧性练习,可降低关节软骨损伤的风险。

(4) 对于易伤部位可采用粘膏支持带或护具固定,避免关节受伤。

(5) 一旦出现关节处急性损伤、疼痛,应及时就诊,并接受专业、规范的治疗。

第十四节　滑　囊　炎

滑囊是由结缔组织构成的小囊,是充满滑膜液的囊状间隙,是肌肉的附属装置(筋膜、滑囊、腱鞘)。滑囊可与关节相通,多存在于关节周围,介于肌腱和韧带的起止点与骨隆起之间。滑囊壁分为两层,其外层为薄而致密的纤维结缔组织,内层为滑膜,平时囊内有少量滑液,以利于滑动。

一、病因病机

长期、持续、反复、集中和力量稍大的摩擦和压迫是产生滑囊炎的主要原因,病理变化为滑膜水肿、充血、增厚呈绒毛状,滑液增多,囊壁纤维化等。滑囊炎最多发生在肩部(肩峰下或三角肌下滑囊炎),其他常见发病部位有尺骨鹰嘴、髌前或髌上、跟腱、髂耻部、坐骨部、大转子和第一跖骨头。

滑囊炎病因可能与肿瘤、慢性劳损、炎性关节炎(如痛风、类风湿性关节炎)或慢性感染(如化脓性细菌,特别是金黄色葡萄球菌,结核菌很少引起滑囊炎)有关。

二、症状及诊断

(一) 临床表现

1. 急性损伤

有直接受伤史。疼痛(局部压痛明显;活动后疼痛加剧;个别有放射痛或夜痛);滑囊充血、水肿而致肿胀;功能障碍;局部皮肤明显发红;温度升高。发作可持续数日到数周,而且多次复发。异常运动或用力过度之后能出现急性症状。

2. 慢性损伤

早期疼痛(酸痛)较轻,逐渐加重,关节在活动时疼痛更甚;晚期会出现肌肉萎缩。由于滑膜增生,滑囊壁变厚,滑囊最终发生粘连,形成绒毛、赘生物及钙质沉着,导致关节功能受限。

(二)诊断

检查时要查明某一滑囊炎上面的局限性压痛,对浅部滑囊(如鹰嘴、髌前)要检查其是否肿胀和有无滑膜液,如病人有明显疼痛、发红、发热肿胀,应排除感染,必须排除关节周围肌腱或肌肉的撕裂伤、化脓性滑囊炎、滑囊内出血、滑膜炎等,病理过程可同时累及相通的滑囊和关节。

三、治疗

(一)急性损伤

冷敷、加压包扎,充分休息。24 h 或 48 h 后,外敷或内服消炎、消肿、止痛类药物,或穿刺抽液后痛点注射,并加压包扎。确定病因时必须排除外感染因素,炎症过程顽固的病人需要反复抽液和注入药物。如果疼痛的部位在手肘或肩膀,建议将手臂自由地摆动,以缓解疼痛。急性滑囊炎如果不治疗,通常会在 1～2 周内自动痊愈。

(二)慢性损伤

1. 理疗

(1)中频电疗:电极置于患区两侧,电流强度以耐受为限,时间 20 min,每天 1 次,共 15～20 次。

(2)微波治疗:极板置于患区局部,微热或温热,功率 8～10 W,时间 20 min,每天 1 次,共 15～20 次。

(3)红外线、TDP 照射:照射患区,温热感,治疗时间 20 min,每天 1 次,共 15～20 次。

2. 针刺治疗

(1)肩峰下滑囊炎。取穴:肩髃、肩髎、巨骨、臂臑、曲池。平补平泻,留针 15～20 min,每天 1 次,10 次为一疗程。

(2)膝部滑囊炎。取穴:内膝眼、犊鼻、血海、梁丘、足三里、鹤顶。平补平泻,留针 15～20 min,每天 1 次,10 次为一疗程。

(3)跟后滑囊炎。取穴:太溪、昆仑、仆参、解溪、商丘。平补平泻,留针 15～20 min,1 次/d,10 次为一疗程。

3. 中药熏洗治疗

中药熏洗配方:白芍 15 g、杜仲 10 g、附子 15 g、羌活 15 g、伸筋草 15 g、红花 10 g、干姜 10 g、桂枝 15 g、苍术 15 g、蜂房 10 g、细辛 10 g、桑枝 15 g、草乌 15 g、防风 15 g、地龙 10 g、

川椒 10 g、川乌 20 g、透骨草 15 g、土虫 10 g。煎水后熏洗患处,每次 30 min,每天 1 次。

4. 手术治疗

对病程长、痛苦严重、关节功能丧失、囊壁严重增厚及保守疗法无效的患者可考虑手术切除。

四、预防

(1)准备活动要充分。

(2)合理安排局部负荷量。

(3)生活习惯:少穿尖头欧版鞋(跟腱滑囊炎)、运动后温水洗手、注意休息。

(4)因工作关系引起的滑囊炎,应加强劳动保护。

(5)饮食:宜食活血化瘀、芳香开窍的食物,如三七、山楂、藿香、薤白、荠菜等。多食新鲜蔬菜、水果、豆类。病程后期宜食补气益血、滋补肝肾等营养食物,如葡萄、黑豆、枸杞子、桂圆、龟肉等。避免如油炸、烧烤、过咸、过甜的食物。忌食麻辣、腥腻等厚味及烟酒刺激之品。

第十五节 末 端 病

肌腱和韧带在骨上附着点的结构称之为腱止点末端区。腱止点末端病简称为末端病,是指肌腱、韧带、关节囊纤维层在骨上附着部分发生结构损伤而出现一系列病理变化的一类疾病。

末端病是运动损伤中常见的一种慢性损伤,在运动员中发病率尤高,其发病部位多在四肢关节,例如,网球肘(肱骨外上髁炎)、髌围炎、肩袖损伤、跳跃膝、跟痛症等均属末端病的范畴。末端病治疗和康复比较困难,严重影响运动员的训练和运动成绩的提高,甚至缩短运动寿命,多属运动技术伤,因而多年来为国内外运动创伤工作者的研究重点。

一、病因病机

腱末端由主要结构和附属结构组成,主要结构由腱纤维、纤维软骨层、钙化软骨层和骨四部分构成。附属结构主要有腱围、滑囊、滑膜、脂肪垫及止点下软骨或软骨垫。

末端病的病因十分复杂,目前还不是完全清楚。绝大多数学者认为与腱末端承受长时间的大负荷和损伤有关。肌腱内部的血液循环不佳,纤维软骨区的营养主要依靠外面血管的弥散作用和来自骨髓腔的血管通过钙化软骨区的营养弥散作用。如果末端区的主要结构长期处于被动牵拉的紧张状态,则腱内及纤维软骨区内的压力升高,不利于营养的弥散;同时由于长时间大负荷运动,组织本身对营养和氧的需求也更高,从而造成局部相对供血不足,久之,必然引起末端区结构的长期缺氧和营养不良,导致病变的发生;因此局部的微循环障碍被大多数学者认为是导致本病的关键因素。

二、症状及诊断

患者往往有过度运动史和受伤史。患者经临床检查局部可有轻度肿胀、有触痛和抗阻痛、被动牵扯痛。腱围组织可有水肿和捻发音,后期腱围机化可触及硬韧组织。可有压痛、硬韧、结节感、钙化性腱炎疼痛及压痛尤为剧烈;后期若形成骨刺,可触及末端结构骨性部分的加长。X光片可见局部软组织肿胀,边缘不清,有的可见骨刺形成或异位骨化,钙化性腱炎可见局部有边缘模糊之钙化阴影。

三、治疗

(一)急性期治疗

急性期由于疼痛剧烈,除可使用止痛药物外,采用药物外敷、理疗等亦可以帮助减轻症状。为了使患肢完全去负荷,往往需要采取措施制动。

如果使用激素类制剂进行局部封闭治疗,应避免将激素注入肌腱内或纤维软骨内。虽然可的松类激素局部封闭对抑制炎症、减轻组织水肿、缓解症状有一定的效果,但是如果注射在肌腱内或纤维软骨内,它可以形成可的松结节沉积下来,最后导致自发性断裂。

(二)慢性期治疗

末端病进入慢性期,安排训练和治疗同样重要。如果症状不严重,在安排全身素质训练基础上,加强患肢的力量训练,避免单一动作重复练习是十分重要的。在治疗上,采用局部封闭、理疗、中药熏洗等方法也都可以缓解症状。如果保守治疗无效,患者已完全不能参加训练,症状严重者可考虑手术治疗。

四、预防

末端病是一种运动技术伤,对运动员来说如何科学安排运动训练是预防末端病的核心问题。在训练时,应强调全面素质训练而切忌单一训练,以免局部负担过重而导致末端病。在训练过程中促进局部血液循环也是预防末端结构发生缺血性变性改变的关键。建议在安排训练时采用间隔训练法,在训练期配合运动员之间相互按摩,以促进血循环,减低组织内压力,改善局部营养,避免末端病的发生。

课后作业

1. 常见的运动损伤有哪些?应该如何处理?
2. 思考软组织损伤的诊断及其临床表现的特点。
3. 试述踝关节扭伤后的治疗方法及预防措施。
4. 试述肩袖损伤的临床症状、治疗及预防措施。
5. 试述颈椎病的分型、临床症状、治疗及预防措施。
6. 试述肩周炎的防治措施。

7．试述网球肘的治疗方法。

8．试述腰椎间盘突出症的治疗及预防措施。

9．试述腕管综合征的分型、临床症状、治疗方法。

10．简述滑囊炎的临床表现及预防方法。

11．容易发生韧带损伤的部位有哪些？如何预防关节韧带损伤？

第八章　常见运动项目的损伤及其预防

学习目标

（1）通过本章的学习，要求了解常见运动项目；

（2）掌握常见运动项目的损伤机制及预防措施。

本章提要

运动可以促进健康，但运动损伤也不可避免，掌握常见运动项目的损伤以及预防措施，可以更好地享受运动，促进健康，本章主要介绍马拉松、羽毛球、游泳、足球、篮球、自行车运动的常见损伤以及预防措施。

关键术语

马拉松　半程马拉松　四分马拉松　运动性猝死

第一节　常见马拉松运动项目的损伤及其预防

马拉松（Marathon）：是国际上非常普及的长跑比赛项目，全程距离 26 英里 385 码，折合为 42.195 公里。分全程马拉松（Full Marathon），半程马拉松（Half Marathon）和四分马拉松（Quarter Marathon）三种。马拉松是当下最受欢迎的运动项目之一，因不受场地限制，还可以跟专业选手同场竞技，被接受程度比其他运动项目更高。然而，这几年的马拉松赛事损伤甚至猝死事件时有发生。马拉松项目常见损伤有运动性腹痛、小腿抽筋、踝关节扭伤、肌肉拉伤、运动性猝死以及昏厥。

一、马拉松项目常见的损伤

（一）运动性腹痛

运动性腹痛是指由于体育运动而引起或诱发的腹部疼痛。运动时腹痛的原因比较复杂，马拉松运动出现腹痛的一般原因是准备活动做得不充分，运动前饮食过饱，呼吸节律紊乱，加上天气比较冷，开始跑时吸入了大量的冷空气或起跑速度过快等出现的"岔气"现象。出现腹痛时不要紧张，应降低运动强度，如减慢速度，加深呼吸，并用手按压疼痛的部位并弯腰跑一段距离，做几次深呼吸，疼痛会减轻或者消失。如果经上述处理仍然无法缓解，应退出比赛进入救护站处理。为了预防比赛中出现腹痛，在赛前做好充分的准备活动是非常重要的，如运动前不宜过饱过饥，饭后休息后才能运动；运动前应进食易消化及含糖高的食物，不宜吃油炸、油腻、易产气、难消化的食物；夏季补充盐分，冬季注意腹部保暖；做好准备活动和整理活动,动作不要太猛,呼吸节奏与运动节奏相一致;不要突然加速或变速跑;及时治疗腹部脏器炎症;女性在月经期间的运动量应该减少,并注意保暖;运动过程中注意保护自己,尽量减少身体上的碰撞。

(二) 小腿抽筋

在马拉松比赛中有时会出现小腿抽筋或小腿肌肉长时间不自主收缩的现象。原因是准备活动做得不充分,比赛时肌肉从静止状态突然进入比较剧烈的运动状态,小腿肌肉不能马上适应,尤其在气温比较低的情况下,腿部肌肉突然受到寒冷刺激或由于身体大量出汗体内液体和电解质大量丢失而引起小腿抽筋。比赛中若出现小腿抽筋应该马上减慢速度逐渐停下来,可以在地上坐平,双手伸直触摸脚趾,用手紧紧地抓牢发作腿的大脚趾,向上反掰,并且保持膝盖紧贴地面伸直,稍许便恢复正常,可以按摩小腿痉挛处,如果不能缓解应进入救护站处理。

此外,赛前准备活动一定要做得充分,要达到身体发热的效果,天气冷时要适当延长准备时间,注意小腿保暖,要加强体育锻炼,必要时补充一些维生素 E 并适当补钙。

(三) 踝关节扭伤

踝关节扭伤俗称"崴脚",是比赛中经常遇到的一种运动损伤,踝关节扭伤会造成踝关节周围的肌肉、韧带等软组织撕裂,出现瘀血、肿胀、疼痛等症状。原因是准备活动不充分,跑步技术不正确,注意力不集中,路面不平及其他的影响等。预防踝关节扭伤的关键是做好充分的准备活动,提高运动技能,在比赛中提高安全意识,集中注意力以及平时加强对踝关节的锻炼。比赛中一旦出现踝关节扭伤,一般应退出比赛,进入救护站进行治疗。

(四) 肌肉拉伤

肌肉拉伤,是肌肉在运动中急剧收缩或过度牵拉引起的损伤。肌肉拉伤后,拉伤部位剧痛,用手可摸到肌肉紧张形成的索条状硬块,触疼明显,局部肿胀或皮下出血,活动明显受到限制。准备活动不当,训练水平不够,疲劳,错误的技术动作或运动时注意力不集中,动作过猛或粗暴,气温过低湿度太大,场地或器械的质量不良等都可以引起肌肉拉伤。比赛中如果出现肌肉拉伤,一般应退出比赛,进入救护站进行治疗。为了防止比赛中出现肌肉拉伤,在赛前要做好充分的准备活动,尤其要活动开下肢。体质较弱、训练水平不高的在比赛中要量力而行,不要速度过快,注意正确的技术动作。

(五) 运动性猝死

运动性猝死是指有或无症状的运动员和进行体育锻炼的人在运动中或运动后 24 h 内意外死亡。运动性猝死不是由运动这个单一因素导致的,而是由运动和潜在的心脏病共同引起的致死性心律失常所致。

运动性猝死发作突然,病程急,病情严重,难以救治,运动猝死尽管发生概率很小,但确是运动医学领域所面临的最严重的问题之一,对体育运动的发展有着重要的负面影响。对于参赛者来说,要重视和加强健康检查,特别是心血管系统的严格监测检查,对运动员进行定期健康检查包括常规体检和赛前体检,以及心电图检查等。在运动中若出现的胸闷、胸痛、胸部压迫感、头痛、极度疲劳和不适等先兆症状应引起足够的重视。

（六）昏厥

昏厥是指因短暂的全脑血流量突然减少,一过性大脑供血或供氧不足,以致网状结构功能受抑制而引起意识丧失,历时数秒至数分钟,发作时不能保持姿势张力,故不能站立而晕倒,但恢复较快。常见面色苍白、四肢湿冷、出冷汗、头晕、恶心、心跳急速、脉搏细弱、呼吸表浅甚至昏迷不醒等症状,这些症状可能发生在昏厥之前或当中。处理方法是将病人置于头低足高位,保证脑组织有尽可能多的血液供应量,维持畅通的气道和松开衣物,尤其是颈部衣物,如果患者呕吐,应让他侧卧防止堵塞呼吸道。经过上述处理病人清醒后应送救护站治疗。

二、马拉松比赛的注意事项

（一）赛前准备
马拉松这项运动很耗费体力,所以在比赛前后需要做足充分的准备。

（1）赛前准备活动一定要做充分。马拉松运动是长距离有氧运动,赛前必须刺激运动中枢神经的兴奋灶,使体温升高,提高肌肉协调性、伸展性和弹性,降低肌肉黏滞性。

（2）注意赛前饮食。赛前多吃果蔬、保证睡眠;多吃单糖类食品,不吃垃圾食品如油炸食品;不要食用太多主食,赛前要排空大小便。做到"轻装上阵"。

（3）同时一定要消除紧张情绪,保证充足睡眠,避免体力能量消耗。

（二）赛中及时补充生理盐水
比赛时喝生理盐水,最好要含有少量盐分、糖分,及时补充大量流失的盐分和各种微量元素,保持充沛的体力。

（三）赛后放松
比赛结束后应变为小步慢跑,逐步停止,不要突然停止,然后全身放松活动。

第二节　常见羽毛球项目的损伤及其预防

羽毛球是一项室内、室外兼顾的运动。依据参与的人数,可以分为单打与双打,羽毛球运动对选手的体格要求并不是很高,却比较注重耐力,不停地进行脚步移动、跳跃、转体、挥拍,合理地运用各种击球技术和步法将球在场上往返对击。羽毛球运动中常见的运动损伤包括肘关节内外侧软组织损伤、三角纤维软骨盘损伤、肩部损伤、腰部损伤以及髌骨劳损。

一、肘关节内外侧软组织损伤

（一）病因与病理
在羽毛球运动中,其发生率约占总损伤的6%左右(内侧高于外侧)。

羽毛球正手扣杀或击球过程中出现错误的技术动作,特别是在上臂外展,肘关节屈曲90°,肘部低于肩部时进行羽毛球的扣杀动作。其次是突然或是猛烈做前臂旋前和屈腕的主动收缩或肘关节爆发或过伸,肌肉和韧带不能适应动作的冲击力。其他的致伤原因还有局部负荷过度、肌肉疲劳、准备活动不充分,如正手回击和扣杀时,羽毛球拍的反作用力或进行鞭打击球时所致的肘关节爆发或过伸,或者抽球、扣杀时的屈腕动作。而肘关节外侧软组织损伤的原因主要是反拍扣杀,抽打训练过多,肌肉性能差,准备活动不充分,局部存有滑囊等因素所致,损伤原理为伸肌群突然收缩,使肌肉或关节囊韧带受到剧烈牵拉或因经常做前臂的旋后或伸腕动作,深层组织反复摩擦,挤压造成局部劳损性病变,滑囊的过分刺激而引起。

(二) 症状与诊断

羽毛球运动的急性损伤者,伤后即觉手肘内、外侧剧烈疼痛,局部出现水肿,甚至于出现皮下瘀血的症状,肘关节活动受到损伤限制,做伸肘或屈肘运动时疼痛加剧。慢性损伤者,肘部无明显的外在症状,压迫损伤部位疼痛明显,做肘关节被动外展、外旋或曲肘、屈腕,前臂旋前抗阻力收缩活动时,或做腕关节背伸前臂旋后抗阻力活动和肘关节稍弯曲,腕关节尽量掌屈,然后前臂旋前并逐渐伸直时,均可出现疼痛明显加重。检查发现肘关节有松动,侧扳肘关节间隙加宽或外内翻角度增加,或出现肌肉上端有凹陷或裂隙等现象,则可诊断为肌肉韧带完全断裂的可能。

(三) 防治措施

运动前要做好准备活动,合理安排运动量,避免肘部过度运动。比赛和练习后,要加强肘部按摩,消除疲劳,提高肘部运动能力。

损伤的治疗分为急性损伤期的治疗和损伤后的治疗。急性损伤期应立即限制肘关节运动,损伤早期可采取局部冷敷、加压包扎、外敷新伤药的措施。损伤后的 24～48 h 内,可根据损伤状况采取理疗、按摩、外敷中药的治疗措施。对慢性伤者,应以理疗、按摩、针灸治疗为主,对有肌肉韧带断裂或伴有撕脱骨折者,宜进行手术缝合术等。在伤后练习与康复安排时,急性期要停止进行容易再伤或加重损伤的一些动作的活动,如正反手的扣杀、抽球等,要等到损伤部位已基本没有疼痛后,才可进行运动量和强度逐渐增加动作的练习,一般大约需2～3周的时间。在伤后练习与康复时,应佩戴保护装置,如护肘、弹力绷带等,要加强前臂肌肉群的力量练习和伸展性练习。

对肘内侧软组织损伤者,特别是肘关节有一定松弛者,进入正式练习的时间应适当延长,否则很容易造成再度损伤,甚至骨关节病。

二、三角纤维软骨盘损伤

三角纤维软骨盘连接桡骨和尺骨远端的主要结构,在羽毛球运动的腕部损伤中,其损伤发生率约占整个羽毛球运动损伤的 3% 左右。

(一) 病因与病理

羽毛球运动中,腕部三角纤维软骨盘损伤的发生,绝大多数是由于慢性损伤或运动劳损所致。主要是因练习中前臂和腕部反复地旋转，负荷过度，使软骨盘长期受到摩擦以及桡尺远侧关节受到过度的牵拉。而准备活动不充分、握拍或击球动作不规范、前臂与腕关节柔韧素质较差等也是造成损伤的原因。羽毛球急性损伤大多是因运动不慎导致摔倒，手掌应急撑地而致，该损伤的原理是由于前臂极度旋转时，尤其是在腕背伸下的旋前时，会使尺桡骨的远端趋向分离，三角纤维软骨盘会被拉紧、扭动，如果旋转力或剪力作用过大，就会使三角纤维软骨盘的附着处撕断或分离甚至使软骨盘撕裂，而桡尺远侧关节间亦可产生不同程度的扭伤、分离或脱位，在羽毛球运动的过程中，握拍手的前臂与腕部，在完成各种击球级技术动作时，往往需要处在上述力学作用的状态下，因为三角纤维软骨和桡尺远侧关节的受损概率很大。

（二）症状与诊断

运动损伤者往往会感到腕关节尺侧或腕关节内疼痛，腕部感到软弱无力，当前臂或腕部做旋转活动时，疼痛会加重。对其进行检查时腕部无肿胀，压痛点多局限于尺骨茎突远方的关节间隙处和桡尺远侧关节背侧间隙部，做腕关节背伸时，尺侧倾斜受压即可出现疼痛，如有桡尺远侧关节松弛或半脱位、脱位，则可发现尺骨小头明显地在腕背部隆起，推之活动范围明显增加，按之可见平、松手又再见隆起，握力检查有减退。腕软骨盘旋转挤压试验，将患者腕关节极度掌屈，并旋前尺侧偏，然后旋转挤压，不断顶撞尺骨小头。患者尺骨小头远端出现疼痛或响声为阳性，提示腕三角纤维软骨盘损伤。

（三）防治措施

三角纤维软骨盘损伤的治疗措施要及时暂停或控制腕部运动，将前臂用绷带固定于中立位，并限制腕与前臂的旋转活动，局部外敷消肿止痛药，关节内注射肾上腺皮质激素类药物，如有尺骨小头向背侧隆起者，则须用压垫加压全扎固定。

急性伤者应暂停腕部活动，特别是腕部旋转活动，损伤组织修复，愈合后才可进行腕部正常练习活动，一般约需3～4周。在腕关节屈伸和支撑动作无疼痛后，可逐渐加入腕与前臂的旋转动作，练习时必须佩戴保护支持带。慢性伤者进行练习时，所佩戴的保护带应对腕关节背伸和旋转活动有较大限制，如带上护腕或在护腕外加弹力绷带加以包扎，以防止训练再受伤。

合理安排腕部的局部负荷，加强前臂与手腕的力量练习和柔韧性练习，佩戴护腕，做好局部准备活动，改进和提高握拍和击球技术等。

三、肩袖损伤

羽毛球运动中极易发生肩部软组织损伤，其中又以肩袖损伤最为常见，约占肩部损伤的80%，肩袖损伤约占整个羽毛球运动损伤的14%左右。

（一）病因与病理

肩袖损伤的发生可由一次急性损伤而引起，又未及时彻底治疗而继续受损，以致逐渐转变为慢性损伤。一些伤者因肩关节长期反复地旋转或超常范围的活动，引起肩袖肌腱受到肱骨头与肩峰或喙肩韧带的不断挤压、摩擦,肌腱的长期磨损,使其微细损伤,逐渐劳损和退行性变而引起。另外,技术动作错误或准备活动不充分,肩部肌肉力量差、肩关节柔韧性不佳等因素也是促进肩袖损伤的一些因素。

（二）症状与诊断

多数病例有一次或多次外伤史,部分患者无明显伤史,症状渐起;肩痛,多在肩外侧痛,可向三角肌上部或颈部放射,在肩关节外展或同时伴有内外旋时往往出现疼痛;压痛,在肩峰下肱骨大结节处有压痛。肿胀,急性患者可有局部肿胀;痛弧实验阳性;外展和外旋抗阻力试验呈阳性。

（三）防治措施

理疗、针灸、按摩、外敷伤膏药或局部药物封闭注射等,都可取得较好的效果。

急性伤者应将上臂在外展 30°固定休息。急性损伤或慢性损伤急性发作的伤者应适当休息,避免肩部超范围急剧转动活动或专项技术练习。急性期后应尽早开始肩关节的绕环及旋转活动,但锻炼应循序渐进,慢性病者可从事肩部的各方活动,但应避免引起疼痛或加重损伤的动作。为加强肩部肌肉力量,可采用上肢外展 80°～90°的屈肘负重静力练习,负荷重量因人而异,逐渐递增,时间以 30 s 到 1 min 或以不能坚持为止。

此外,要充分做好准备活动;及时纠正错误动作;注意发展肩部肌肉力量和肩关节的柔韧性,特别要加强肩部小肌肉群的练习;合理安排局部负担量等。

四、腰部损伤

腰部损伤指腰臀肌肉、筋膜、韧带或椎间关节等软组织损伤,俗称"腰肌劳损"。在羽毛球运动中患有慢性腰痛者,约占 60％患者属于此病症,占整个羽毛球运动损伤的 11％左右。

（一）病因与病理

腰部损伤的患者大多是由于局部劳损或慢性细微损伤而逐渐积累形成的。而腰部活动过于频繁,腰部负荷量过大,动作爆发用力超越腰部所能承受的能力,动作超越了脊柱的功能范围,再上加肌肉力量差,便容易造成急性损伤。而腰部损伤后,未及时、彻底治愈,训练时又不注意自我保护,则容易使急性损伤逐渐转化成慢性损伤。

（二）症状与诊断

腰部损伤的诊断症状有疼痛,轻伤时常无疼痛,过后或次日晨起时觉腰痛,重伤后立即感觉疼痛,甚至在发生扭伤一瞬间,疼痛较剧烈;腰间盘髓核突出症,若腰痛伴有小腿或足部放射痛,在胸腹内压力改变（如咳嗽、打喷嚏、大便）时串痛,麻木加重,则有可能是腰间盘髓核突出症;脊柱生理弯曲改变,可出现侧弯,腰曲减小或消失;腰部活动障碍和肌肉痉挛,如腰背肌拉伤,在弯腰和侧屈时疼痛,并抗阻伸脊柱活动时出现伤处疼痛;椎间关节扭伤或错位,椎间盘髓核突出症的患者,常伴有患部棘突偏离正中线。

（三）防治措施

腰部劳损的物理疗法有针灸、按摩、外敷新伤药、内服跌打伤药、必要时可采用痛定封闭等。急性疼痛期,要进行及时治疗,卧床休息,避免重复受伤,防止劳损症状的形成。腰部损伤康复练习时,要在护腰带保护下进行,练后腰疼加重者,应暂行专项练习,练后疼痛无明显加重者,可按原计划进行练习。康复练习时以加强躯干肌的力量和柔韧性为主,同时也要重视相关肌肉的锻炼(如腹肌、两侧躯干肌等),另外,练习前要做好局部准备活动,练习后做好放松与恢复,如热敷、按摩、伸展动作等。

腰肌劳损的防护措施主要有以下几点:做好充分的准备活动,使腰部肌肉的力量和协调性得到提高;运动时要集中注意力,做羽毛球扣杀动作时肌肉不要完全放松,保持一定的紧张度;掌握正确的羽毛球技术动作;加强腰部肌肉力量和伸展性的锻炼,同时还要加强腹肌练习,避免脊柱及韧带的损伤。

五、髌骨劳损

髌骨劳损在羽毛球运动中的发生率很高,是膝关节部常见的一种运动损伤,约占整个羽毛球运动损伤的 13％左右,占羽毛球膝关节损伤中约 3/4,髌骨劳损会给羽毛球参与者带来较大的影响。

(一)病因与病理

髌骨劳损的发生原因少数病例是由于一次性的膝关节损伤,如受到猛烈撞击(摔倒、膝跪地等)或膝关节扭伤引起,绝大多数是由于膝关节在半蹲位状态下活动频繁,负荷过大,使髌骨关节软骨面受到反复摩擦、超量负荷或细微损伤而造成,从而引起一系列的病理变化。另外,准备活动不充分,膝关节周围肌肉力量不足,平时不注意保护膝关节,则更易诱发髌骨劳损。

(二)症状与诊断

膝关节无力、发软、疼痛,髌骨边缘有指压痛,髌骨压迫痛,伸膝抗阻痛,部分伤者可有髌骨摩擦实验阳性。

(三)防治措施

应采取积极的练治结合康复措施。常用的治疗手段有物理疗法(红外线照射、超短波等)、中草药外敷、针灸与按摩下肢和膝关节周围,必要时可在关节腔内或痛点处注射肾上腺皮质激素类药物。

羽毛球运动员髌骨劳损后,应根据损伤的程度合理安排伤后练习,要治练结合。对有膝无力、酸痛、活动后症状消失的轻度伤者,可加强膝功能锻炼,适量调整膝关节负荷较大的专项练习。对半蹲时疼,活动后症状减轻,锻炼后加重,休息后又减轻的中等程度伤者,在不加重髌骨损伤的前提下,增加中等强度的膝部功能练习,尽量不做膝关节负荷较大的练习。对膝关节疼痛明显,甚至走路都痛的重度伤者。应停止膝部专项练习,不能进行半蹲位的发力动作,可以进行静力半蹲或"站桩"等膝关节功能练习。膝关节的准备活动要充分。练习内容要多样化,不使膝关节过度疲劳。锻炼后应充分放松并自我按摩,加强自我保护并加强膝关节周围肌肉的锻炼。

第三节　常见游泳项目的损伤及其预防

游泳运动包括自由泳、蝶泳、仰泳和蛙泳四种泳式,也是四大基本项目。泳式不同,技术要求不同,运动时发生的损伤也不同。游泳的运动损伤多为劳损性损伤,损伤部位以腰、肩、膝、踝、颈、腕为主,故有游泳肩、蛙泳膝、游泳踝等损伤症状。由于水的浮力作用,游泳运动损伤的发病率比其他项目少,损伤部位依次为:腰背、四肢、肩颈、骨盆,且多为慢性或急性转慢性。

一、损伤特点

游泳的任何姿势都需要腰部肌肉维持身体平衡、控制方向,故游泳运动腰部损伤较为常见,游泳运动需要大腿带动膝部运动打水,膝部容易发生滑囊炎,在游泳动作中,踝关节常会处在极度背屈或跖屈位,很易发生腱鞘炎。各种游泳姿势除了游泳通病,还有各自特有的损伤:仰泳、蝶泳等对肩的要求高,肩的反复旋转、摩擦容易导致肩袖肌、肱二头肌与喙肩韧带损伤,引起肩撞击综合征等疾病;蛙泳的蹬夹水动作中,膝外翻、小腿外展伴外旋情况下突然发力,容易造成膝关节内侧副韧带与半月板损伤,甚至可引起交叉韧带损伤。

二、损伤原因

(一) 准备活动不足

在游泳正式训练前,忽视全身关节的准备活动,因而在训练中动作僵硬、不协调而致伤。

(二) 技术动作不规范

错误的划水、蹬夹水、打水或移臂技术动作,会违反机体形态结构特点和生物力学原理而导致损伤。

(三) 负荷过重

长时间采用单一的蹬腿或划水练习的局部负担以及有时动作速度过快,用力过猛均能导致损伤。

(四) 缺乏放松练习

训练时关节肌群负荷过重,训练后缺乏放松练习和牵引练习,往往造成肌肉疲劳积累,肌肉僵硬,在连续训练时受伤。

三、预防方法

(1) 游泳运动中一旦发现损伤,必须减小运动负荷或停止训练,采取积极的治疗措施,处理好治疗和训练的关系,避免同一部位反复损伤造成劳损。

（2）教练员应结合理论知识，根据运动员身心特点，科学合理地安排运动负荷和运动强度，采取手腿交替泳式穿插进行训练，避免局部负担过重而引起肩、膝关节损伤。

（3）训练和比赛前应加强易受伤部位的准备活动，以适应训练和比赛的需要。

（4）提高运动员自我控制和调整运动负荷的能力，及时了解运动员伤情，做到早诊断、早治疗。

（5）定期对运动员进行体检，做好医疗保健和医务监督工作，并将所得信息及时反馈给教练员，供调整和修改训练计划时参考。

（6）教练员与科研工作者应密切合作，共同制定预防肩、膝关节损伤的有效措施，科学掌握游泳运动训练中负荷量和负荷强度，加强对受伤运动员的跟踪监测工作。

第四节　常见足球项目的损伤及其预防

足球运动除守门员外，是使用下肢运动的特殊运动项目，故足球运动损伤多集中在下肢。国外有资料显示足球运动是急性创伤发生率最高的项目，其中轻者可为皮肤擦伤，重者可为骨折、关节脱位及内脏破裂。在足球运动中，急性创伤除一般的擦伤和挫伤外，最为常见的是踝关节扭伤，其次是大腿前后肌肉拉伤、挫伤，再次是膝关节的创伤。随着足球运动的不断发展，膝关节联合损伤（胫侧副韧带、半月板及交叉韧带同时损伤）的发生率有上升的趋势。

足球运动中慢性创伤中发生率最高的是足球踝（踝撞击性骨折，亦称骨关节炎），主要是由踝关节局部劳损所致，X光片显示踝关节前后骨质增生。其次耻骨炎和髌骨软骨病亦很常见。

一、足球运动损伤的原因

（一）对手犯规和不慎造成损伤

由于足球运动的特点，足球运动员将粗野动作当成勇敢顽强，把犯规动作当成合理踢球，于是乱冲乱撞，踢、拉、绊、背后铲人和铲球并用，由此造成创伤。值得注意的是，由于竞技赛事的需要，更增加了运动员犯规和不慎造成对手损伤的可能。

（二）足球技术动作不正确造成损伤

在足球训练或比赛中，经常可以看到由于基本技术掌握得不牢固，如运控球时因踩球而摔倒，踢球时脚踢到地面等，及各种踢球的动作和发力、头顶球的部位、胸腹停球的动作、抢截球的基本概念，以及守门员的扑、接球姿势不正确而造成创伤。

（三）自我保护意识不强造成损伤

由于自我保护的意识及能力不足，在对方已出脚或动作已发生时，不知道或做不到及时收脚或制动闪避而发生碰撞，造成损伤的现象也较为常见。

（四）身体素质不足造成损伤

足球技术动作较复杂，需要运动者经常改变体位，在非正常状态下完成动作。足球技术、战术练习及比赛中，由于各类因素的影响，运动员下肢各关节、肌肉的力量和柔韧性较差，急停、急起、突然变向时，由于膝、踝等关节受到运动方向和力的变化，使下肢关节的负荷加重，时间一长，就会导致交叉韧带或侧副韧带等撕裂。

二、常见足球项目的运动损伤

1. 擦伤和挫伤

运动员在进行激烈的比赛时，由于对比赛的重视，经常在比赛的时候不得已采取犯规的动作，如拉人、绊人等。还有在对方铲球时由于自身速度过快经常会造成损伤。一般发生的部位是四肢，面部等部位。

2. 拉伤

肌肉拉伤往往是在外力直接或间接作用下，肌肉过度收缩或被动拉长而导致肌纤维断裂。足球运动中所发生的主要部位通常是在腿前、后肌群和小腿三头肌。多见于起动冲刺、射门、长传、急停变向等动作之中。造成拉伤的原因多是由于准备活动不充分，肌肉的生理机能尚未达到适应高强度活动的需求状态；身体训练水平不够，肌肉的弹性、伸展性、肌力差；疲劳状态下肌肉机能下降等原因。

3. 扭伤

扭伤通常发生在关节韧带处，在外力作用下使关节发生超常范围活动而造成关节内外侧韧带的闭合性损伤。这一类伤最容易出现的部位通常是踝关节外侧韧带、膝关节内侧韧带等处。发生扭伤的原因主要是场地不平、技术动作错误、踩脚，遇到突然情况时的急停、急跳，对方冲撞，等等。

4. 抽筋

人们常说的抽筋，又称肌肉痉挛，是由于肌肉失去正常调节功能后不由自主地强直性收缩的一种反应。在足球运动中，这种抽筋现象更多地出现在小腿腓肠肌处。造成抽筋的原因可能是因奔跑过多，肌肉过于疲劳；或因出汗过多，盐分丧失超量；或因天冷肌肉发僵，受突然动作的强刺激等。

5. 骨折

骨的完整性遭到破坏（骨断或骨裂）称骨折。骨折是足球运动中较为严重的损伤，骨折可分为闭合性骨折（即骨折断端与外界不相通）和开放性骨折（骨端与外界或外界相通），其发生率较低。主要发生部位在小腿腓骨、膝前髌骨、足外踝、肩锁骨以及肘部鹰嘴等部位。如拿球突破切入时被绊倒跪地引起髌骨骨折、守门员扑球时摔倒造成锁骨骨折或者是"对脚"引起腓骨骨折等。

三、常见运动损伤的处理

运动损伤发生后，现场的紧急处理非常重要，处理得当可减少伤后的并发症，加快损伤的康复。在治疗过程中,排除骨裂、骨折、肿瘤等情况后,对软组织损伤者施以推拿治疗。一般的处理原则是急性损伤者 48 h 内采取冷敷、制动、加压包扎等措施;48 h 后施以力量适中的点和面的摩、揉、搓、按、滚、叩、抓提、弹拨等手法治疗,以消肿散瘀、舒筋活血、镇静止痛恢复功能。对慢性劳损性病者,痛点为中心,大面积地施以适中或重力量的摩、推、抹、按、滚、牵拉、抖等手法治疗,目的是直接松筋解挛、剥离粘连、开塞通窍、镇静止痛、恢复功能。按摩时间为每天 1 次,每次 30～40 min。

四、运动损伤的预防

(1)根据足球运动的特点,以及运动损伤发生的原因,应该采取针对性的措施加以预防,就能够避免和减少运动损伤的发生。

(2)加强足球运动员的体育道德教育,树立正确的运动动机,使运动员分清勇敢与粗野的区别,杜绝故意犯规的行为。

(3)重视运动员的身体素质,尤其是下肢各关节、肌肉的力量和柔韧性,并利用一些足球专项身体素质的练习方法,加强对易伤部位的练习。

(4)有效改善足球场地设施,加强对场地的管理和维护。

(5)加强运动员体育健康知识的教育,提高运动员的自我保护意识及能力,养成良好的体育卫生习惯。

第五节　常见篮球项目的损伤及其预防

一、篮球项目介绍

篮球运动是对抗性很强的集体球类运动项目,在进行比赛中需要进攻和防守瞬间交替,突然起动和停止、跳跃和下蹲、体位改变等动作较为频繁,因此,篮球运动非常容易出现各种运动损伤。据统计,篮球运动最易发生运动损伤的部位依次是膝关节、足踝部、腰部、手部、头面部等。运动损伤的性质多数为关节囊损伤、韧带扭伤、髌骨劳损和软组织挫伤等。

二、篮球项目的常见损伤及其预防措施

(一)损伤原因

1. 缺乏合理的准备活动

科学充分的准备活动可以迅速提高肌体性能,防止运动损伤的发生。不做准备活动或准备活动不充分,准备活动内容与正式运动内容不符、缺乏专项准备活动,准备活动的量和强度安排不当,准备活动距正式运动的时间过长,这些不当的准备活动是篮球运动损伤发生的重要原因。

2. 技术上的错误

篮球技术不正确除不能获得较好的比赛成绩外,还会造成身体的运动损伤,如接球动作

手形错误易造成手指挫伤、迅速变相技术不正确易造成膝关节和踝关节扭伤。

3. 练习安排不合理

篮球运动练习安排不合理,没有充分考虑锻炼者的生理特点,使局部负担过大,引起微细损伤的积累而发生劳损;或者在教学训练中,不遵守循序渐进、系统性和个别对待的原则。

4. 身体功能和心理状态不良

在休息不好,患病受伤或伤病初愈阶段,肌肉力量、动作的准确性和身体的协调性显著下降,警觉性和注意力减退,反应较迟钝,此时参加剧烈运动或练习较难的动作,就可能发生损伤。

5. 动作粗野或违反规则

任何违反规则的粗暴行为都会增加损伤发生的概率。

6. 场地设备的缺点

场地不平整、场地过滑和过硬或运动时的服装和鞋袜不符合运动卫生要求等都是损伤的诱因。

7. 不良气象的影响

如气温过高易引起疲劳和中暑,气温过低易发生冻伤,或因肌肉僵硬、身体协调性降低而引起肌肉韧带损伤;潮湿高热易引起大量出汗,发生肌肉痉挛或虚脱;光线不足、能见度差会影响视力,使兴奋性降低和反应迟钝而导致受伤。

(二) 常见的篮球运动损伤

1. 踝关节扭伤

1) 损伤原因

在运动中,由于场地不平,以及跳起落地时身体失去平衡或过度疲劳等原因,使踝关节发生过度内翻(旋后),引起外侧韧带的过度牵扯、部分断裂或完全断裂。

2) 症状与诊断

(1) 有踝跖屈内翻的外伤史。

(2) 踝部关节外侧、踝尖前下方疼痛,走路和活动关节时最明显。

(3) 局部肿痛。肿痛迅速出现,皮下可见瘀血。

(4) 功能障碍。因组织断裂,关节积血或撕裂的韧带嵌入关节内,使行走疼痛,出现跛行。

(5) 局部明显压痛。压痛多在外踝前下方,则是单纯韧带损伤;压痛若多在外踝或踝尖部,则可诊断是否有撕脱骨折。

(6) 内翻痛。即握住患肢前足,使足被动内翻,在踝关节外侧的损伤部位出现疼痛,即为内翻痛。如内翻运动超出正常范围,外侧关节间隙增宽,距骨在两踝之间旋转角度增大,表示外侧韧带完全断裂。

3) 处理方法

(1) 在现场急救时,立即用拇指压迫痛点止血,同时做强迫内翻试验,检查韧带是否完全断裂,并立即给予冷敷,局部加压包扎,休息时应抬高患肢。

(2)较轻的韧带捩伤以粘膏支持带固定,并以弹力绷带包扎后,应立即敦促其活动,必要时可于第二日外敷止血、活血化瘀的药物,但一般认为用支持带及早期活动是最好的方法。

(3)较重的外侧韧带捩伤,肿胀及肌肉痉挛较明显。消除肿胀是首先应考虑的问题,且压迫包扎非常重要。24 h以后,根据伤情可选用新伤药外敷、理疗、针灸、按摩、药物痛点注射及支持带固定等,并应及早锻炼踝关节功能。

(4)对严重的韧带撕裂,应及时送医院治疗。

2. 膝半月板损伤

1)损伤原因

在篮球运动中,由于落地不稳、转身跳起、跨步移动、进攻受阻等技术方面的问题,膝部负荷过大、过于集中或膝关节周围各肌肉群力量发展不均衡、膝关节稳定性差等原因易造成膝半月板损伤,是膝关节较多见的运动损伤之一。其急性伤多为间接外力引起。半月板损伤多有并发损伤,如内侧副韧带断裂、十字韧带断裂、滑膜和关节囊损伤等。

2)症状与诊断

(1)伤后剧痛,呈牵扯样、撕裂样持续痛。其疼痛特点是早期范围大,随病情发展而缩小并逐渐集中在局部,因而临床上表现为疼痛剧烈,痛点集中。

(2)半月板损伤后的异常活动刺激滑膜,久之,出现无菌性炎症反应,使分泌增多,渗出增加,造成关节内积液、积血,出现瘀血和肿胀。

(3)出现伤后膝关节屈伸活动严重受限的功能障碍。

(4)膝伤后,出现做膝屈伸活动时突觉有异物"卡"住而不能活动的绞锁现象。多数人经主动或被动活动后可自行"解锁"。

(5)膝关节活动时有关节响声。这是由于半月板破裂后,当膝关节活动时股骨与距骨彼此间摩擦、弹动而产生的,可发生在一定角度上。

3)处理方法

(1)对急性损伤者,早期处理应局部冷敷,用厚棉花垫于膝部做加压包扎固定和抬高伤肢。

(2)24 h后,若出血停止,则可进行热敷、理疗、按摩等,或外敷消肿、散瘀的中药。

(3)若关节肿胀剧烈(尤其是关节积血),应及早去医院做关节穿刺,抽取积血和积液。

(4)如确诊有半月板撕裂,尤其是经常发生关节交锁现象的患者还是以手术切除为好。

3. 膝内侧副韧带损伤

1)损伤原因

在篮球运动中,由于场地、技术(如跳起投篮、抢篮板球后落地姿势不正确,或在运球突破时,遭防守队员阻挡,使膝关节出现强迫"外翻",造成膝内侧副韧带损伤)、关节稳定性、身体机能状况不佳、准备活动不足、对抗能力与自我保护能力差等原因,会导致小腿突然内收内旋,或小腿与足固定、大腿突然外展外旋,造成膝关节内翻,引起外侧副韧带损伤。

2）症状与诊断

伤后出现痉挛性疼痛,膝内侧压痛、肿胀、皮下瘀血、小腿外展或膝伸时疼痛与功能障碍。关节内积血是严重的联合损伤的信号,意味着关节内韧带损伤,半月板可能撕裂。侧扳试验呈阳性。

3）处理方法

(1) 现场立即冷敷、加压包扎、制动,减少出血、止痛,以避免并发症。

(2) 伤后 24 h 左右可视伤情采取中药外敷或内服、按摩、理疗、康复训练等手段,促进淋巴和血液循环,加速渗出液和积血的吸收。

(3) 膝内侧副韧带不完全断裂的早期治疗,主要是防止创伤部继续出血,并适当固定。

(4) 膝内侧副韧带完全断裂最好的治疗方法是手术缝合。

4. 大腿后部屈肌拉伤

1）损伤原因

在跳起上篮、跳起拦截或蹬跨移动等动作中,使肌肉主动收缩或被动拉长而超出其所能承担的能力时,可引起大腿部肌肉的急性拉伤。准备活动不充分、不当地使用暴力、疲劳或负荷过度、技术动作有缺点、气温过低、场地不良是常见的致伤原因。该肌群训练不足,肌肉弹性、伸展性差,肌力弱是发生损伤的内在因素。肌肉拉伤轻者,可仅有少许肌纤维撕裂或肌膜破裂;重者,可造成肌肉大部分断裂或完全断裂。

2）症状与诊断

有明显受伤动作和受伤过程。局部疼痛,伴有肌肉紧张、僵硬,肿胀处可伴有瘀血。令患者做肌肉主动收缩被动牵伸动作时,局部明显压痛,受伤肢体功能障碍。发生肌肉断裂者,在肌肉断裂部可触摸到凹陷或出现一端异常膨大,或呈"双峰"畸形。

3）处理方法

(1) 肌肉微细损伤或伴有少量肌纤维撕裂者,伤后应立即给予冷敷,局部加压包扎,休息时应抬高患肢。

(2) 24～48 h 后可开始理疗和按摩,按摩时手法宜轻柔,伤部仅能做些轻推摩,伤部周围可做揉、捏、搓等,同时配合点压穴位(宜取伤周穴位)。

(3) 如肌肉大部分断裂或完全断裂者,在局部加压包扎并适当固定患肢后,应立即送往医院诊治。

5. 股四头肌损伤

1）损伤原因

股四头肌是全身最大的肌肉,位于大腿的前面和外侧的皮下。在篮球运动中,在攻守双方队员对抗、身体相互碰撞或运动员奔跑中与场地周围障碍物碰撞时常会导致股四头肌挫伤。股四头肌挫伤是由外力冲撞所致,属于直接暴力作用于人体所造成的肌肉组织挫伤,往往伤后第二天早晨才发现明显肿胀,约 48 h 后症状才趋稳定。严重的股四头肌挫伤,常可继发骨化性肌炎。

2）症状与诊断

股四头肌挫伤后，出现不同程度的红、肿、热、痛与功能障碍。轻度挫伤时，压痛较明显，活动受局限，膝关节可以屈 90°位，出现轻度跛行。中度挫伤时，局部明显肿胀，可以触到肿块，膝关节不能屈曲 90°位，患者跛行，上楼或起立时都疼痛。重度挫伤时，广泛肿胀，摸不出股四头肌的轮廓，膝关节不能屈至 135°位，患者明显跛行，只有使用拐杖才能走路，有时膝关节有积液。

3）处理方法

（1）伤后立即冷敷，加压包扎，抬高伤肢，令患者休息，以减少出血和肿胀，切忌按摩、热疗和膝关节的屈伸活动。

（2）症状较轻的伤员在 24 h 后或症状较重的伤员在 48 h 后，可做股四头肌的"抽动"活动，也可以外敷清热、消炎止痛的中草药。

6. 腰部肌肉筋膜炎（腰肌劳损）

1）损伤原因

腰肌筋膜炎，其病理改变是多种多样的，包括神经、筋膜、肌肉、血管、脂肪及肌腱的附着区等不同组织的变化。一般多系急性扭伤腰部后，治疗不彻底就参加运动，逐渐劳损所致。另外，锻炼中出汗受凉也是重要成因之一。

2）症状与诊断

有局部酸疼发沉等自发性疼痛，最常见的疼痛部位是腰椎 3、4、5 两侧骶棘肌鞘部，不少患者同时感觉有疼麻放射到臀部或大腿外侧。疼痛于坐站较久或走路多时加重，更换体位、按摩或扣打可减轻症状。大部分伤者尚能坚持中小运动量的锻炼，往往表现为练习前后疼痛。在脊柱活动中，特别是前屈时常在某一角度内出现腰痛。腰背痛的局部可有硬结，或骶棘肌痉挛。一般患者腰背部均可触到明显的压痛点，有的还有放射痛。

3）处理方法

可采用理疗、按摩、针灸、封闭、口服药物、用保护带（围腰）及加强背肌练习等非手术治疗手段；对顽固病例可手术治疗。

7. 手指挫伤

1）损伤原因

在篮球运动中，由于准备活动不足或自我保护能力差等原因，手指向侧方偏曲或过伸性扭伤时常常引起韧带损伤、关节囊撕裂，严重者可产生关节脱位。手指挫伤是篮球运动常见的损伤。

2）症状与诊断

手指关节肿胀明显，且经久不易消失。若韧带撕裂，则其撕裂处必定疼痛及肿胀严重。关节囊前壁或腱板断裂者，关节背伸范围加大。如有撕脱骨片，活动时常有轻的骨摩擦音。

3）处理方法

（1）单纯关节扭挫伤，可用粘膏支持带保护固定，48 h 后开始屈伸活动。

（2）指间关节稍有肿胀及侧方活动时,宜采用铝制夹板将指屈固定 3 周,然后练习活动。

（3）陈旧性侧副韧带撕裂损伤并有关节松弛不稳时,采用手术治疗。

8．面部损伤

1）损伤原因

篮球比赛中,在争球、上篮、抢篮板球等情况时,常易造成被他人头、肘顶撞而挫伤,甚至造成眉区裂伤等面部损伤。

2）症状与诊断

临床上都有急性外伤史。凡挫伤,局部有轻度肿胀,且逐渐加重,若眼眶挫伤、眉区裂伤,伤后 2～3 d 肿胀明显,眼裂变小,甚至闭目不易睁开。

3）处理方法

（1）挫伤 24 h 内局部冷敷,24 h 后热敷,促进消肿和皮下瘀斑的吸收。

（2）裂伤后 6 h 内清创缝合,伤后 24 h 内用破伤风抗生素,预防破伤风杆菌感染。

（3）骨折、牙齿断裂者,需要去专科医院诊治。

（三）篮球运动损伤的预防

1．思想上重视

了解参加篮球运动可能发生损伤的原因,培养自我保护的意识,提高自我保护的能力。

2．合理安排教学、训练和比赛

合理安排运动负荷,遵守循序渐进、个别对待等教学与训练原则,避免局部负荷过大。

3．认真做好准备活动

合理掌握准备活动的量和强度,其内容既有一般性准备活动,又有专项准备活动,对运动中负担较大和易伤部位应特别注意,并适当地做一些力量性和伸展性的练习。

4．加强保护和自我保护

正确地掌握篮球运动的技术,避免容易致伤的错误技术,熟练掌握自我保护技术。

5．加强保健指导

定期开展体格检查,发现潜在疾病,及时治疗。妥善安排受伤后的活动,加速康复。

第六节　常见自行车项目的损伤及其预防

一、自行车项目介绍

自行车,又称脚踏车或单车,通常是二轮的小型陆上车辆。人骑上车后,以脚踩踏板为动力,是绿色环保的交通工具。英文 bicycle 或 bike 的 bi 意指二,而 cycle 意指轮。在日本称为"自転(同转)车",在新加坡和我国大陆以及台湾地区,通常称其为"自行车"或"脚踏车",在我国港澳地区则通常称其为"单车"。自行车运动的强度大、速度快,对运动员的技术、战术水平、身体素质、心理素质等要求较高。

二、自行车项目的常见损伤及其预防措施

(一)慢性损伤

人体某些部位的局部负荷量长期过重,超出了组织的承受范围,就可能发生慢性运动损伤。腰部是自行车慢性运动损伤的多发、易发部位,特别是初学者或者长时间未参加骑行运动者。运动员的骑行姿势受车的限制,躯干自由活动的范围狭窄,运动员须躬身骑行来减小正面空气阻力。曲身弯腰动作会造成腰部肌肉、筋膜等软组织的紧张,长期的微细损伤导致劳损的发生。在骑行中如果手肘伸直,会把重心落在手臂和肩膀上,骑行一段时间后,会造成肩膀与颈部的酸痛,容易疲劳。蹬踏技术不正确或者长时间过于用力易造成跟腱疼痛。骑车时,如果胳膊伸得很直,车把抓得太紧,以及闸把位置不当都会使手腕和手感到疼痛。膝关节是单车运动时使用最频繁的身体部位,但也是最脆弱、最容易受伤的部位。骑车对膝盖是一种非常理想的锻炼,骑车对膝盖基本不承受任何压迫,正常情况下也不会受到外力的冲击,其伸展幅度也是在膝盖的正常活动范围内。频繁的踩踏动作,如果施力的方法、方向或位置不正确的话,很容易让膝关节受伤。

处理方法:把坐垫调整到合适的高度,坐垫的高度有两种方法来确定:一是胯长×0.886;二是坐到车上用脚后跟踩到脚踏最低点正好伸直腿的坐垫高度。选择合适自己尺寸的自行车,端正骑行姿势,骑车时应注意先收缩小腹,再让骨盆有立起的感觉,把背弯曲成拱形,扶车头的手肘部稍微弯,抬高脚踝踩脚踏板。加强腰背部以及肩颈部肌肉的锻炼,帽子的帽檐不要压得太低,它会使你的头非正常抬高,加剧脖子部位肌肉紧张,戴专业防滑的眼镜,以免出汗使眼镜下滑,从而加剧脖子部位肌肉的紧张。安装减震杆,检查骑车的姿势和自行车的构造,车把末端可以考虑装副把,戴骑行手套。如果是长途旅行时应尝试用脚的不同部位进行蹬踏,以免肌腱过于紧张。此外,要做好膝关节的防护工作,天冷时要注意膝盖处的保暖,佩戴护膝或穿长及脚踝的长裤。

(二)皮肤损伤

骑行是露天运动,又受到气候、风力风向、温湿度、气压等气象条件的影响,皮肤容易出现问题,常见的皮肤问题有皮肤擦伤、皮肤发炎、痤疮以及晒伤等。处理方法:擦伤并不严重,只是毛细血管损伤,血液渗透周围的肌肉组织中造成的。但是,如果灰尘,沙粒和其他异物进入伤口,会导致伤口感染。把擦伤的地方竖起来,有助于防止出血。创面需要用刷子清洗干净。为了保持伤口清洁,衣着宽松并注射破伤风疫苗。

皮肤发炎或者有痤疮骑者会感到非常不舒服。发炎的地方通常是腹股沟、大腿内侧、乳头、脚和脖颈等处。痤疮多发生在双腿之间,由皮肤和坐垫之间相互摩擦,相互挤压造成的皮肤表皮破损发展而来的,有时是由内生的毛发引起的。

处理方法:注意个人卫生,身体和衣物要及时进行抗菌处理。出发前,用凡士林和茶树油擦拭容易发炎的部位,进行润滑和保护性处理。如果天气比较暖和,穿的衣服要轻薄宽

松。骑行结束后,淋浴后换上洁净干爽的衣裤。

晒伤是指由于长时间暴露于紫外线之下而导致的皮肤损伤和发炎。晒伤后,皮肤先是发红,爆裂,然后脱皮,有时候还伴有灼热感,发痒,甚至起水泡。

处理方法:在脸、鼻子、胳膊、手臂、颈部、耳朵、裸露的腿部等部位涂上防晒霜。在腿和手臂上穿戴腿套和臂套。炉甘石液和冰块有助于缓解晒伤,坚持用质量比较好的润肤露缓解症状,并使晒伤部位保持湿润。

(三) 眼睛受伤

阳光、昆虫、植物、尘土、石子泥浆等可能会弄伤眼睛。

处理方法:

买两幅眼镜:一幅用来遮阳,一幅用来在光线暗的时候戴(可以买有替换镜片的眼镜或根据光线自动调整的眼镜)。如果泥浆四处飞溅,不能只靠戴眼镜,同时需要把脸扭向一边,用鼻子为一只眼睛挡住泥浆。用固定绳把眼镜固定在头部,这样在镜片上沾满了水汽和泥浆时既可以轻松地摘下来,又可以再戴上。

(四) 中暑

热射病是指因高温引起的人体体温调节功能失调,体内热量过度积蓄,从而引发神经器官受损。中暑的症状包括出现高热、无汗、口干、昏迷、血压升高,呼吸衰竭等现象,体温达到40 ℃以上、皮肤干热无汗、神志障碍、脏器衰竭等。

处理方法:出现中暑症状要迅速到阴凉通风处仰卧休息,敞开上衣解开衣扣、腰带。如果患者的体温持续上升,有条件可以在澡盆中用冰水浸泡下半身,并用湿毛巾擦浴上半身。如果患者出现意识不清或痉挛,这时应通知急救中心,同时,注意保证呼吸道畅通。骑行者可以自带一些清凉油、人丹、十滴水等预防中暑的药。

课后作业

1. 试述马拉松项目常见的运损伤及其防治措施。
2. 试述羽毛球项目常见的运损伤及其防治措施。
3. 试述游泳项目常见的运损伤及其防治措施。
4. 试述足球项目常见的运损伤及其防治措施。
5. 试述篮球项目常见的运损伤及其防治措施。
6. 试述自行车项目常见的运损伤及其防治措施。

参 考 文 献

[1] 赵斌,姚鸿恩.体育保健学[M].北京:高等教育出版社,2011.

[2] 王广兰,汪学红.体育保健学[M].武汉:华中科技大学出版社,2015.

[3] 王安利.运动医学[M].北京:人民体育出版社,2008.

[4] 邹克扬,贾敏.运动性损伤治疗[M].北京:北京师范大学出版社,2008.

[5] 孙小华.运动防护[M].北京:北京体育大学出版社,2014.

[6] 王安利.运动医学[M].北京:人民体育出版社,2007.

[7] 黄涛.运动损伤的治疗与康复[M].北京:北京体育大学出版社,2010.

[8] 于德淮.运动损伤防与治[M].沈阳:辽宁科学技术出版社,2010.

[9] 蒋龙元.运动损伤现场自救与互救[M].北京:科技文献出版社,2009.

[10] 胡广.骨与关节运动损伤[M].北京:人民军医出版社,2007.

[11] 管彻.髋部与骨盆运动损伤[M].北京:人民军医出版社,2012.

[12] 王予彬,王惠芳.运动损伤康复治疗学[M].北京:人民军医出版社,2009.

[13] 荣湘江,刘靖南.安全防护与急救处理[M].桂林:广西师范大学出版社,2005.

[14] 美国医疗协会.自助救护手册[M].北京:中国友谊出版社,2003.

[15] 陈雁扬.现代体育保健[M].武汉:湖北科学技术出版社,2001.

[16] 管泽毅.体育保健学[M].济南:山东大学出版社,2001.

[17] 姚鸿恩,黄叔怀,郑隆榆.体育保健学[M].3版,北京:高等教育出版社,2001.

[18] 曲绵域,于长隆.实用运动医学[M].4版,北京:北京大学医学出版社,2003.

[19] 王琳.体育保健学理论与实践[M].北京:高等教育出版社,2013.

[20] 王安利.运动医学[M].北京:人民体育出版社,2008.

[21] 王琳,王安利.实用运动医务监督[M].北京:北京体育大学出版社,2005.

[22] 邹克扬,贾敏.运动医学[M].北京:北京师范大学出版社,2010.

[23] 王洪祥.体育保健学[M].北京:北京师范大学出版社,2008.

[24] 赵斌,姚鸿恩.体育保健学[M].北京:高等教育出版社,2011.

[25] 朴镇恩.实用心肺脑复苏术[M].北京:人民军医出版社,2012.

[26] 钟敬泉.心肺脑复苏新进展[M].北京:人民卫生出版社.2009.

[27] 杨忠伟,李豪杰.运动伤害防护与急救[M].北京:高等教育出版社,2015.

[28] 黄涛.运动损伤的治疗与康复[M]:北京:北京体育大学出版社,2016.

[29] 邹军.中医运动医学概论[M].北京:人民体育出版社,2010.

[30] 王人卫,刘无逸.运动伤害事故处理与急救[M].北京:人民体育出版社,2010.

[31] 李含文.使用软组织伤病学[M].北京:人民体育出版社,2014.

178

［32］张长杰.肌肉骨骼康复学［M］.北京：人民卫生出版社,2013.

［33］王战朝.骨折与脱位［M］.北京：人民卫生出版社,2008.

［34］江海燕,于法景.髌骨半脱位和反复脱位的术后康复方案［J］.中国运动医学杂志,2003, 22(4).

［35］杨忠伟.运动伤害防护与急救［M］.北京：高等教育出版社,2015.

［36］运动医学编写组.运动医学［M］.北京：人民体育出版社,1990.

［37］体育保健学编写组.体育保健学［M］.北京：高等教育出版社,1997.

［38］姚鸿恩.体育保健学［M］.北京：高等教育出版社,2006.

［39］曲绵域.实用运动医学［M］.北京：北京科学技术出版社,1996.

［40］瞿向阳.体育保健学［M］.浙江：浙江大学出版社,2013.

［41］高顾.运动损伤与急救［M］.北京：北京体育大学出版社,2010.

［42］陈兆军.颈肩腰腿痛的防治［M］.北京.人民军医出版社,2011.

［43］孙少华,李豪杰.运动防护［M］.北京.北京体育大学出版社,2014.

［44］北京大学第三医院运动医学研究所.运动治病手册［M］.北京.人民日报出版社,2006.

［45］姜旭东,杨瑜平.网球肘的手术治疗进展［J］.中国运动医学杂志,2014,33（12）： 1207-1212.

［46］马婧钦,史其林.腕管综合征治疗进展［J］.国际骨科学杂志,2010,31(5):282-284.

［47］江捍平.运动项目及相关损伤［M］.湖南：湖南科技出版社,2011.